AF319074

LA SYPHILIS

AU XVᵉ SIÈCLE

PAR

LE Dʳ CH. RENAULT

ANCIEN INTERNE PROVISOIRE DES HÔPITAUX DE PARIS

PARIS

LOUIS LECLERC, LIBRAIRE-ÉDITEUR

RUE DE L'ÉCOLE-DE-MÉDECINE, 14

1868

A M. J. BÉHIER

PROFESSEUR DE CLINIQUE MÉDICALE A LA FACULTÉ DE MÉDECINE DE PARIS,

MÉDECIN DE L'HÔPITAL DE LA PITIÉ,

MEMBRE DE L'ACADÉMIE IMPÉRIALE DE MÉDECINE,

OFFICIER DE LA LÉGION D'HONNEUR.

TRÈS-CHER ET TRÈS-HONORÉ MAITRE,

Acceptez, je vous en prie, la dédicace de cette thèse : elle m'a permis de lier connaissance avec les grands écrivains de l'antiquité, d'étudier une des grandes époques de l'histoire de la médecine. Certainement c'est une grande audace à moi de m'être pris corps à corps avec les hommes qui l'ont marquée ; mais, je l'avoue, je n'ai pu me défendre d'enthousiasme pour le grand mouvement scientifique qui marqua la fin du xve siècle en Italie, et je n'ai pas consulté mes forces : ils virent tout, interprétèrent presque tout, ces observateurs de la première heure, et, je le crois, l'étude de ce passé lointain n'est pas stérile ; elle montre bien que nous tournons souvent dans le même cercle, et que tous ces préceptes oubliés ne sont pas à dédaigner. Un grand génie l'a dit, il y a dix-huit siècles : « Scientiæ enim per additamenta fiunt : non « enim est possibile eundem incipere et finire. Pueri enim sumus « in collo gigantis, quia videre possumus quicquid gigas, et ali « quantulum plus. »

Mon seul désir eût été d'être leur fidèle interprète, de faire quelque chose de durable pour y bien graver ma reconnaissance pour vous. Cette satisfaction ne m'est point donnée, je puis seulement vous témoigner ici, en passant, toute ma gratitude. Oui, cher maitre, parmi les meilleurs souvenirs que je compte déjà dans ma vie, parmi ceux que j'évoquerai toujours, je placerai sans cesse au premier rang ces matinées d'hôpital, où, mettant au service de la science ces dons si précieux, l'esprit et le bon sens, vous savez si bien tenir l'attention en éveil, mettre en jeu toutes les facultés, guider chacun dans la recherche du diagnostic précis, favoriser l'initiative dans l'application des indications thérapeutiques, ayant pour tous cette aimable bienveillance qui fait les disciples fervents.

Je n'oublierai jamais que vous m'avez encouragé dans l'étude de l'histologie, inspiré le goût de la physiologie expérimentale ; en un mot, je vous dois la direction de mes études. Les impressions premières sont durables : celles que vous m'avez laissées me guideront, et je n'ai qu'une seule ambition, m'engager sur vos traces et vous suivre, de bien loin sans doute, dans la voie que vous avez tracée.

Ch. RENAULT.

Paris, mars 1868.

INTRODUCTION

Parmi toutes les hypothèses qui ont été faites sur l'origine de la syphilis, une seule est maintenant admissible, je veux parler de celle qui établit l'existence de cette maladie de toute antiquité. Toutefois, cette opinion ne sera jamais qu'une hypothèse s'éloignant peu de la certitude, mais en somme en différant notablement. A cela il y a plusieurs causes que nous aurons successivement l'occasion d'examiner, et dont les plus importantes tiennent au petit nombre des écrits anciens que nous possédons, à ce que les observateurs de la Grèce, d'Alexandrie ou de Rome, les auteurs arabes se tenaient dans les généralités, qu'il leur répugnait, sacrifiant en cela aux préjugés de leur époque, de traiter en détail des maladies qui ont pour siége les organes génitaux; que ceux qui nous ont transmis leurs écrits n'ont pas craint, pour des motifs que je ne veux pas rechercher, de dénaturer les passages qui en traitent, et même de les supprimer, comme le prouve la mutilation du livre IV de Celse, où la phrase qui concerne l'étude des maladies des organes génitaux chez la femme est coupée au milieu, et le passage entièrement supprimé. Outre cela, les anciens ne surent pas trouver le lien qui unit les différents accidents de la maladie; de chaque accident spécial, ils firent une affection particulière. Pour eux, la relation ne fut jamais établie entre les lésions des organes génitaux, de l'anus et le développement des accidents cutanés et des affections osseuses. Du reste, la syphilis est loin d'être la seule affection qui nous laisse des doutes sur son origine et son existence à travers les âges.

Ainsi je prends pour exemples les trois maladies qui apparurent en Europe en même temps que la syphilis : le scorbut, qui fut reconnu en 1482 dans le nord de l'Allemagne; la suette miliaire ou sueur anglaise, dont on signale la première manifestation dans l'armée d'Henri VII en 1483-1486; enfin la fièvre pétéchiale ou typhus, qui ravagea l'île de Chypre à la fin du xve siècle, et l'Italie en 1501, pendant l'expédition de Naples

de Louis XII. Pour le scorbut on trouve, dira-t-on, des collections de symptômes dans Hippocrate (1) que l'on peut rapporter à cette maladie ; mais si, en les réunissant, on veut essayer de prouver que cet auteur avait vu du scorbut et avait
pu l'étudier, on sera peut-être plus embarrassé encore que
pour la syphilis. Si, d'Hippocrate, on poursuit la série de ses
recherches en passant par Celse (2), Paul d'Égine (3), Arétée,
Cœlius Aurelianus (4), Avicenne (5), en consultant les auteurs
tels que Strabon (6) et Pline (7), qui ont parlé des voyageurs
d'alors, on voit que la maladie existait certainement, qu'il y en
avait eu des manifestations évidentes ; que c'était probablement
elle qu'on appelait stomacace, sclelotyrrhe (8), mais on n'a pas
de preuves positives de son existence, et, avec cela seul, on
ne pourrait détruire les hypothèses qu'on n'a pas manqué de
développer. Que lisons-nous en effet dans Celse qui en a parlé
le plus clairement ; je cite ses propres paroles (9) : « Ceux chez
lesquels la rate est d'un grand volume ont les gencives mau-
vaises, l'haleine forte, ou des écoulements de sang par quelque
partie ; s'ils n'éprouvent aucun de ces symptômes, il leur survient aux jambes des ulcères d'un mauvais caractère qui laissent des cicatrices noires. »— Est-ce là le scorbut ? j'ai du mal
à le croire ; en tout cas cette preuve est des plus discutables,
elle n'a pas empêché une série nombreuse d'écrivains érudits
de faire dater le scorbut du xve siècle ; et, prodige d'inconsé-
quence, nous voyons Astruc, rejetant de toutes ses forces la syphilis dans l'antiquité, se baser pour réfuter des faits irréfu-
tables sur l'existence ancienne du scorbut. Les auteurs mo-
dernes, pour la plupart du moins, admettent bien des traces du
scorbut dans Hippocrate et dans les auteurs qui l'ont suivi,
mais pour eux cette affection date de la fin du xve siècle et surtout du xvie, des grands voyages maritimes qui illustrèrent ces
époques. Pour eux le scorbut apparut lors des grands voyages
de Vasco de Gama, de Magellan, de Cartier, etc. Eh bien ! je
dis, le scorbut comme la syphilis existe de toute antiquité, et
que partout où des hommes ont été placés dans des conditions
de température, d'aération, d'alimentation et de fatigues semblables à celles dans lesquelles le scorbut se produit, cette maladie a pu se développer et le plus souvent s'est développée.
J'en apporte une preuve que je crois frappante. Il est démontré
que l'antiquité ne peut rien nous fournir à ce sujet, mais le

moyen âge fut fécond en expéditions lointaines; presque toutes les croisades furent décimées par la famine, les fatigues, les privations et les maladies; leur histoire a été consignée dans des chroniques par les contemporains; c'est dans l'une d'elles que nous allons trouver la preuve que nous cherchons. Nous sommes au milieu du xiiie siècle (1248), saint Louis vient de prendre Damiette; vers la fin de l'hiver l'armée est campée sur les bords du Nil couvert de cadavres en putréfaction, une épouvantable disette règne au camp. Je laisse la parole au chroniqueur (10), témoin oculaire :

« Nous ne mangions nulz poissons en l'ost (camp) tout le quaresme, mès que bourbetes; et les bourbetes mangeoient les gens mors, pource que ce sont glous poissons; et pour ce meschief et pour l'enfermété du pays, là où il ne pleut nulle fois goute d'yaue, nous vint la maladie de l'ost, qui étoit tel que la char de nos jambes séchoit toute, et le cuir de nos jambes devenoit tavelé de noir et de terre, aussi comme une vielz heuze (botte); et nous avions tele maladie venoit char pourrie ès gencives, ne nulz ne eschapoit de cette maladie que mourir ne l'en convenist. Le signe de la mort estoit tel que là où le nez seignoit il convenoit mourir. La maladie commença à engregier en l'ost en tel manière, que il venoit tant de char morte ès gencives à nostre gent, que il convenoit que les barbiers ostassent la char morte, pource que ils peussent la viande mascher et avaler aval. Grant pitié estoit d'oir brere les gens parmi l'ost, auxquieux l'en copait la char morte; car ils breoient aussi comme femmes qui travaillent d'enfants. »

Je n'ajouterai rien à cette description pittoresque, et passant de suite au typhus, je vais montrer qu'il ne date pas non plus du xve siècle. Thucydide (11) me fournit une preuve de sa manifestation dans les temps les plus reculés. A toutes les horreurs de la guerre qui désolait le Péloponèse se joignit bientôt une épidémie meurtrière qui dépeupla l'Attique et les pays circonvoisins. Thucydide en fut atteint lui-même, et la description qu'il nous en a laissée est assez précise pour ne laisser aucun doute à qui voudra comparer les symptômes de cette peste d'Athènes avec ceux du typhus. Voici le résumé exact de sa description :

« Tout à coup la maladie débutait par un grand mal de tête, les yeux étaient rouges, brillants, la langue rouge-vif ainsi que le gosier, l'haleine fétide, la respiration pénible, suivie d'éternuments, et la voix enrouée.

Puis survenait une toux violente qui faisait soulever le cœur et causait des vomissements de matières bilieuses. Ces vomissements avaient lieu à la suite de beaucoup d'efforts. Souvent les malades étaient atteints de hoquets convulsifs qui étaient de plus ou moins de durée. Puis, à la surface du corps, apparaissaient des taches rougeâtres ou livides ; quelques-unes offraient une saillie manifeste. Les malades éprouvaient une chaleur interne tellement grave qu'ils ne pouvaient souffrir de couvertures et les rejetaient au loin ; on eût pris plaisir à se précipiter dans l'eau froide ; quelques-uns, mal gardés, pris de délire, se jetèrent dans des puits ! — La soif était terrible, le sommeil avait disparu ou était agité d'inquiétudes continuelles. Du septième au neuvième jour, il y en avait qui mouraient. Ceux qui passaient ce terme présentaient des ulcères dans l'intestin, ulcères qui causaient la dysentérie : on mourait alors par faiblesse. — Ceux qui dépassaient cette période voyaient le mal se jeter dans les bourses ou des abcès survenir dans les membres, aux doigts des pieds et des mains.

Parmi ceux qui en réchappaient, il y en eut qui avaient perdu la raison jusqu'à s'oublier eux-mêmes et à méconnaître les domestiques. » — Je m'arrête, le reste du tableau n'étant plus que la peinture des désastres et de la frayeur qui accompagna cette épidémie ; mais, je le demande, ce tableau, tracé par un homme de génie sans doute, mais qui n'était pas médecin, n'est-il pas frappant, et, après l'avoir vu, peut-on nier l'existence du typhus, même du temps d'Hippocrate ? J'en apporterais volontiers d'autres exemples, mais je les crois inutiles après celui qui précède, et je ne ferai que mentionner l'épidémie qui décimait les légions de Lucius Verus, celle dont saint Cyprien nous a laissé la description. J'ajouterai seulement que ce n'est qu'au typhus qu'on peut rapporter les accidents qui retinrent Philippe-Auguste malade à Ascalon (12).— Enfin, s'il faut s'en rapporter à Guillaume de Nangis (13), c'était encore le typhus qui ravageait l'armée de saint Louis campée près de Tunis, et le roi lui-même ne succomba qu'à une fièvre aiguë continue avec flux de ventre qui l'avait fortement accablé.—Il est donc évident que le typhus et le scorbut n'étaient pas des maladies nouvelles à la fin du xvᵉ siècle (14), et s'ils furent regardés comme telles par les premiers médecins qui les décrivirent, c'est qu'ils se trouvaient dans les mêmes conditions que la syphilis ; ces observateurs n'en voyaient point la description dans Avicenne, dans Galien et Hippocrate, donc ils étaient nouveaux, donc ils n'avaient pu exister au temps de ces princes de la médecine. Cependant les indications qui se rapportent à la maladie que nous étudions spécialement sont multipliées dans les écrits des médecins de la Grèce, de Rome ou du moyen âge, et à côté d'elles, celles qu'on attribue volontiers au scorbut en particulier sont bien peu de chose, tant il est vrai qu'avec des idées préconçues on ne voit que ce que l'on veut bien voir. — Toutefois, les recherches entreprises dans les anciens monuments historiques n'ont donné que des résultats peu satisfaisants. Dans la Bible, le livre intitulé *le Lévitique*, attribué à Moïse, renferme bien l'indication d'une affection des organes génitaux regardée comme essentiellement contagieuse, mais rien de plus. En effet, en parcourant le chapitre 15, nous lisons que « tout homme sera immonde quand la semence coulera de sa chair. — Que l'on reconnaîtra qu'il est atteint de ce vice, lorsque par moments la hideuse humeur adhérera à sa chair et se durcira... » Puis, voilà toute la série des moyens prophylactiques qui consistent dans l'isolement du malade. — Celui qui, par malheur, touchait son lit, ses vêtements, était forcé de laver sa robe, son corps tout entier, et était immonde jusqu'au soir. Il fallait encore accomplir les mêmes ablutions si on avait été touché par la salive du malade, si on s'était assis sur un siége où il s'était reposé.— Le vase d'argile qu'il avait touché était brisé, le vase de bois lavé à l'eau. Une fois guéri, le malade était encore forcé d'attendre sept jours, puis faisait ses ablutions en eau vive et était considéré comme sain.—Il en était de même pour les femmes. —Ce passage prouve surabondamment que la blennorrhagie était fort commune chez les Hébreux, qu'ils en redoutaient la contagion, mais rien au delà. — Les autres passages de la Bible qu'on a cités aussi fort souvent ont trait à la maladie de Job et à celle de David ; pour moi, je n'y trouve que les signes de la lèpre. « Job, dit le texte (15), fut frappé d'un ulcère malin de la plante des pieds au sommet de la tête. Sa chair était couverte de vers et de souillures, sa peau se rompait et se dissolvait, ses lèvres étaient amincies et comme collées aux gencives, il n'était resté que la peau autour de ses dents, ses entrailles le brûlaient et ne lui laissaient aucun repos. Sa bouche était douloureuse, son haleine fétide ; sa peau s'était noircie et ses os desséchés par la vivacité des douleurs. » François Vatable (16), Cyprien (17) et Jean de Pinéda (18) ont regardé la maladie de Job comme la syphilis ; il en a été de même d'Aug. Calmet (19). Mais, lorsqu'on examine froidement les choses, en mettant de côté les hyperboles poétiques du texte, et que l'on compare un à un les symptômes qu'il énumère avec ceux de la lèpre et de la syphilis, on voit qu'ils se rapportent mal à ces deux affections, mais enfin que c'est à ceux de la lèpre des Juifs qu'on peut le mieux les comparer. On a dit encore que c'était l'ulcère syriaque, la maladie pédiculaire, rien ne vient à l'appui de ces hypothèses, bien au contraire.

Même incertitude au sujet de la maladie du roi David ; nous y trouvons les symptômes d'un écoulement uréthral, l'indication d'ulcères et de douleurs des os, mais tout cela est noyé dans une déclamation continuelle, et au milieu des exagérations poétiques du psalmiste, il est impossible d'y reconnaître l'affection dont il était atteint. On a beaucoup disserté à ce sujet ; je pourrais reproduire la série des arguments, mais cela n'ajouterait rien à la connaissance des faits. Ces discussions, dans les auteurs qui s'en sont occupés, ne prouvent rien et ne peuvent rien prouver, vu le manque de précision dans les textes, l'absence de documents nouveaux et dégénèrent en puérilités. — La même obscurité règne dans les anciens historiens grecs. Hérodote (20) parle, il est vrai, d'une maladie que Vénus Uranie, irritée contre les Scythes, spoliateurs de son temple d'Ascalon, avait envoyée à eux et à leurs descendants. Hippocrate nous a aussi, dans différents endroits, signalé cette affection spéciale aux Scythes, mais il n'a pas été plus explicite que l'historien. Il nous dit (21) seulement que l'équitation quotidienne que pratiquent les Scythes entraîne chez eux des fluxions continues et des douleurs aux aines, que c'est pour cette maladie qu'ils s'ouvrent les veines situées près de l'oreille, ce qui cause leur stérilité.—Dans le livre *de Natura muliebri* (22), il prescrit des topiques pour les ulcères du pudendum, le prurit, la fétidité et les douleurs de cette région ; il signale également les bubons suppurés à l'aine chez les femmes. Ailleurs (23), il revient sur les ulcères des organes génitaux et en indique le traitement avec ceux de la face et des oreilles ; enfin il cite le cas d'un eunuque qui eut pendant six ans une fluxion vers l'aine (Hippurin) et une tumeur inguinale. — Je ne sais s'il faut placer ici ce qu'on rapporte de l'existence probable de la syphilis, dès l'antiquité la plus reculée, en Chine et dans l'Indoustan. A la fin du siècle dernier, une société de savants publia à Calcutta (24) les recherches que leur connaissance de la langue sacrée du pays et leurs communications avec les Brahmes leur avaient permis de recueillir sur l'histoire des sciences dans l'Inde. Ils affirment que la vérole était connue dans l'Indoustan depuis un temps immémorial sous le nom de feu persan (*persian fire*); que quelques Indous employaient même le cinabre pour traiter cette maladie. Nous y lisons aussi que les Brahmes du Thibet regardaient la maladie comme produite par un virus.

Je n'insiste pas sur ces témoignages qui nous viennent de l'Inde. Leurs preuves d'antiquité ne sont pas assez bien établies, ils peuvent dater de plusieurs milliers d'années, comme ils peuvent dater du xvie et même du xviie siècle, des premiers voyages des Européens dans l'Inde. On pourra toujours leur objecter que l'Inde communiquait avec l'Europe par des caravanes qui faisaient des échanges commerciales avec le Levant, que la syphilis a pu y être importée dès la fin du xve siècle par ces voies diverses ; en un mot ces preuves peuvent donner prise à la critique et être repoussées par les incrédules qui veulent soutenir quand même l'origine américaine ou la naissance spontanée de la maladie.

J'ai hâte de quitter ces époques reculées pour aborder l'étude des manifestations de la syphilis dans la Grèce, et surtout à Rome. — Depuis Celse jusqu'aux médecins du bas empire, on les a tous méticuleusement compulsés, et on est arrivé à cette conclusion que, si la syphilis n'existait pas dans l'antiquité, il fallait admettre une autre maladie des organes génitaux et de la bouche, spéciale aux débauchés ; on a fait plus, on s'est dit : cherchons dans les satiriques, exhumons les inscriptions recueillies dans les temples de Priape, lisons les récits des cérémonies antiques, nous y retrouverons certainement l'indication des maladies honteuses que la pudeur des médecins et des chirurgiens latins n'osait décrire. — Des recherches inouïes ont été entreprises par Hensler, Sanchez, H. Meibom, Rosenbaum, et quand on s'est trouvé en présence de la luxure et de la hideuse prostitution antique, on s'est dit qu'il était impossible que la maladie n'existât pas.

En effet, nous voyons les satiriques jeter à chaque instant les noms de maladies regardées comme honteuses à la tête de leurs amis, de leurs ennemis, de leurs maîtresses, anciennes ou nouvelles. — Des débauches insensées n'avaient d'égales que les hideux symptômes des affections qui les suivaient et leur communication rapide. Pouvait-il en être autrement? tout un monde de prostituées vivait, à l'aventure, ou dans des chambres voûtées, sans être soumises à des visites sanitaires ; de jeunes esclaves à la longue chevelure, eunuques dès l'enfance, étaient répandus dans des maisonnettes, ouvertes à tout venant sur la voie publique ; et tous ces baladins frisés, fardés, qui venaient exciter les débauchés à la fin des festins, puis toute cette tourbe de *fellatores*, d'*ambasicaetes*, de *cinaedi*, de *spatalocinaedi*, de *cunnilingui*, d'*officioci*, livrés aux caprices du premier venu. La promiscuité la plus révoltante régnait dans les bains publics. Dans les temples aux mystères de Priape, une troupe de ménades hystériques, après des excitations de toutes sortes, se livraient aux dernières débauches, à défaut d'autres, avec le premier esclave venu. Aussi, à toutes ces dépravations correspondait-il une série d'accidents longuement décrits dont tous les écrivains médicaux d'alors, et parmi eux on doit citer en première ligne Celse, Aetius, Paul d'Egine et Cœlius Aurelianus. — Les affections dont ils parlent et qui ont été rapportées à la syphilis étaient désignées sous les noms suivants : ulcères, fissures, aphthes, affections des amygdales, bubons, condylomes, tubercules, fics, thyms, mures, ulcères des bourses, pustules, manifestations cutanées, exostoses, céphalalgie, douleurs ostéocopes. Je passe sous silence la gonorrhée qui est cependant bien décrite, mais qui se rattache trop indirectement au sujet.

A. Les ulcères des organes génitaux et de l'anus comprenaient (25) :

1° Les fissures et les ulcères sordides autour de la couronne du gland, les ulcères situés dans le canal de l'urèthre près du méat urinaire, les ulcères siégeant sur le gland, celui qui était désigné par les Grecs sous le nom de phagédénique; enfin tous et en particulier Celse, savent très-bien distinguer les ulcères cancéreux qui attaquent le gland et le prépuce.

2° A l'anus, ils signalent en première ligne les rhagades, les ulcères en champignon, et ceux qui étaient désignés sous le nom de nomas ;

3° A la commissure des lèvres, les rhagades, dans la bouche les alcola, enfin les ulcères des amygdales.

Ulcères de la verge (26). Le plus souvent la verge est gonflée de façon qu'on ne peut découvrir le gland, on est obligé d'avoir recours à des fomentations et à des injections pour y parvenir ; d'autres fois le prépuce est plus facilement ramené en arrière et ainsi permet d'apercevoir ces ulcères situés, ou à sa partie antérieure, ou au gland, ou à la couronne du gland. Ces ulcères sont nets et secs, ou bien ils sont humides et purulents. Le traitement est le même que pour la maladie des amygdales et le relâchement de la luette, les ulcères de la bouche et ceux du nez. Si l'ulcère est large et creuse beaucoup, on emploie un traitement plus énergique. Ces ulcères pénètrent quelquefois jusqu'aux nerfs ; il en sort beaucoup d'humeur séreuse, une sanie claire et de mauvaise odeur, qui n'est point liée et qui ressemble à de la lavure de chair ;—on y ressent de la douleur et des picotements ; — quelquefois la verge est tellement rongée sous le prépuce, par ces ulcères, que le gland tombe.

L'ulcère sordide de la verge (27) est celui qui blanchit et se recouvre d'une pellicule blanche ; quelquefois il est profond, d'autres fois luxuriant. L'ulcère dans l'intérieur du canal de l'urèthre se reconnaît à ce que du pus et du sang sont évacués avant la miction.

L'ulcère phagédénique s'étend très-rapidement en mortifiant successivement les parties qu'il atteint, on le traite énergiquement de la même façon que l'ulcère cancéreux.

Il se forme aussi quelquefois de ces tubercules que les Grecs appellent φυμα, nom appliqué surtout à une petite tumeur moins volumineuse que le furoncle, plus ronde, moins élevée, remplie d'une matière analogue à celle du furoncle, mais sans bourbillon, se développant (28) au voisinage du méat urinaire sur le prépuce (acné sebacea).

Les fissures produites au sommet du prépuce, quand il est trop étroit et qu'on le retire violemment en arrière, peuvent devenir calleuses en veillissant ; il faut enlever largement les parties calleuses et affronter les lèvres de la plaie (29).

Les ulcères sordides du prépuce sont traités par une poudre dans laquelle il entre comme partie active de la céruse.

Ils connaissaient aussi la tumeur épithéliale, qu'ils désignent ainsi : il naît parfois aussi sur la verge une petite plaque dure presque insensible qu'il faut couper.

Chez les femmes (30), on rencontrait à la vulve les mêmes accidents et souvent des ulcères putrides (νομή) qui ravagent en rampant les parties voisines ; si on presse tout autour, on en fait sortir une humeur peu épaisse, sanguinolente et ensuite bourbeuse.

Les rhagades (Ῥαγάδες, Ῥήξεις, fissa, rimæ) n'étaient autres que ces petites ulcérations que nous décrivons encore sous ce nom.

Ulcères de l'anus (31). Il se manifeste parfois à l'anus des ulcères qui rampent et dévorent. Ils atteignent souvent le muscle constricteur ; il importe de faire tous ses efforts pour les guérir.

D'autres ulcères, ayant l'aspect d'un champignon, sont disposés circulairement autour de l'anus : toutes ces affections sont bien isolées, dans les auteurs où nous en prenons la description, des ulcères cancéreux et des hémorrhoïdes ulcérées.

B. A la commissure des lèvres se produisent des rhagades en tout semblables à celles de l'anus.

Dans la bouche on trouve : 1º les aphthes qui se développent sur les gencives, le palais, la face interne des joues, qui érodent la luette et s'étendent jusqu'à l'isthme du gosier (32).

Sur les tonsilles se développent deux espèces d'ulcères, dont l'un se présente sous la forme (33) de petites solutions de continuité, peu enflammées, peu douloureuses ; l'autre plus grave, est plus profond, plus large, couvert d'une humeur blanchâtre concrète. ou d'une sanie livide ; je passe sous silence les ulcères syriaques que décrit le même auteur, parce qu'ils n'ont aucun rapport avec la syphilis, et je ne fais que mentionner les ulcères de la langue qui sont décrits trop succintement.

Aetius (34) reconnut le premier qu'un ulcère du pied ou de la cuisse causait souvent l'inflammation des glandes de l'aine, et sut très-bien dire que, pour guérir le bubon, il fallait commencer par guérir l'ulcère qui en était la cause première. Marcellus l'empirique est le seul (35) qui ait dit que le bubon se manifestait après une écorchure ou une ulcération, même légère, de la verge, que souvent consécutivement à celle-ci les glandes de l'aine n'étaient que gonflées et douloureuses.

D. Nous voici arrivé à une série d'accidents, très-communs à cette époque, très-longuement décrits. Les uns ne sont autres que les productions désignées aujourd'hui sous le nom générique de végétations, les autres se rapprochent beaucoup des plaques muqueuses saillantes que l'on observe si fréquemment et qu'on désigne suivant leur aspect sous le nom de tubercule muqueux, tubercule plat, pustule muqueuse, pustule plate.

1° Le thym (36) (Θυμος). On désigne sous ce nom une éminence charnue représentant par sa forme et sa couleur la sommité fleurie du thym. Elle se développe aux organes génitaux des deux sexes, à l'anus et même dans d'autres parties du corps. On en voit quelquefois sur le gland, sur le prépuce, sur les lèvres de la vulve. La peau qui les recouvre est mince, se déchirant facilement, donnant lieu alors à un écoulement de sang. Leur volume est à peu près celui d'une fève d'Egypte, rarement plus grand, quelquefois plus petit. On en voit naitre souvent plusieurs au siége ou dans le pli de l'aine. Le coït, la marche, les font saigner facilement. Il y en a de deux sortes : les bénins et les malins. Les bénins sont de petites caroncules, indolentes, charnues, inégales, rugueuses, blanches ou rougeàtres. Les malins sont plus durs, plus rugueux, plus volumineux, de couleur livide, donnant lieu à des douleurs pongitives, augmentant par le toucher. Les bénins se guérissent facilement. On les coupe dans la racine avec un scalpel d'acier et on saupoudre la place de poudre astringente (pyrite cuivreuse) ou de poudre de noix de galle.

Les malins sont coupés de la même façon, mais on en cautérise énergiquement la place. S'il y en a à l'intérieur du prépuce, on ne coupera pas tout en même temps. Quand il en est couvert en dehors et en dedans, il est difficile de le conserver ; nous essayons cependant de le faire en coupant d'abord les internes, et après leur cicatrisation. ceux qui sont à l'extérieur. On se sert pour cela de ciseaux ; il y en a qui les lient avec un crin de cheval, d'autres les brûlent avec un cautère potentiel.

C'est dans ce groupe qu'on faisait rentrer les fongosités du col de l'utérus que Paul d'Egine conseille de reconnaître, soit à l'aide du toucher, soit à l'aide d'un speculum.

Les condylomes (37) se développent à la vulve des femmes et à l'anus des deux sexes. Ces tubercules sont des excroissances de chair calleuse. Ils sont formés par quelques plis du pourtour anal développés et tuméfiés contre nature. Cela arrive quand l'anus est sinueux et présente beaucoup de rides. Habituellement mou, le condylome devient dur et douloureux quand il s'enflamme.

Le Fic (Σύκωσις, marisca, ficus, sive ficatio) désigne divers accidents suivant les auteurs que l'on consulte. La définition la plus commune est celle qui les compare au fruit du figuier. Pour Oribase (38), ce sont des boutons ulcérés, ronds, demi-durs, rouges, accompagnés de douleurs, se développant particulièrement au menton et dans d'autres parties du corps, surtout aux organes génitaux et à l'anus. Celse entre dans plus de détails (39), il dit : l'ulcère que les Grecs appellent sycosis à cause de sa ressemblance avec une figue est une excroissance de chair dont on distingue deux espèces : 1° l'un est un ulcère dure et rond; 2° l'autre est un ulcère humide et inégal; il sort du premier une sorte d'humeur gluante en petite quantité, du second il en coule une plus grande quantité qui a une mauvaise odeur; l'un et l'autre attaquent les parties couvertes de poils, le calleux et rond siége le plus souvent dans la barbe; l'humide occupe surtout la partie chevelue de la tête (la teigne et la mentagre). Il en nait aussi à l'anus et à la verge, différant seulement par leurs dimensions du thym; suivant Aetius le fic est seulement un peu plus grand.

La mûre (morum) est une affection très-voisine du thym : sous ce nom, on comprend une tumeur rouge, sanglante, semblable au fruit du mûrier, venant après le coït aux organes génitaux de l'homme et de la femme, et quelquefois dans d'autres régions.

L'Εξοχας (40) est un tubercule qui naît à l'anus et ne devient pas dur; s'il s'endurcit, il prend le nom de condylome.

Les pustules de la vulve (41) se présentent sous la forme d'éminences rudes au toucher, couvertes de malpropreté, elles donnent lieu à un prurit incommode et à des squames furfuracées. Il naît également des pustules semblables sur le gland qui empêchent le prépuce d'être ramené en arrière. On les traite par un onguent dans lequel il entre des squames d'argent.

E. Je ne veux pas entrer dans le détail de toutes les classes de douleurs, admises par les anciens, je signalerai seulement les diverses espèces de céphalalgies et de céphalées, les douleurs fixes et profondes, que le malade rapportait aux os et que Galien (42) désigne sous le nom de douleur Ὀσόκοπος, parce qu'elle se fait sentir très-profondément dans les organes, autour des os. Les malades qui en souffrent redoutent tout mouvement; il leur semble que leurs os sont rongés, ils y sentent une chaleur accompagnée de tension, parce que l'humeur viciée est répandue dans tout leur corps.

F. Le mot Τραχύτης signifie proprement aspérité; on l'appliquait à la désignation d'une production contre nature faisant saillie à la surface des os et regardée comme incurable. Dans l'île de Chypre, ces aspérités étaient observées très-fréquemment aux os de la tête, et au xvie siècle de Gorris (43) sut très-bien rapprocher cette affection des exostoses qui se produisent dans la syphilis. Il professait la même opinion au sujet de l'expression Ἐξόςτωσις employée à peu près comme synonyme de la précédente. — Le même auteur à l'article Τραχωμα, mot qui désigne, dans les auteurs grecs, des aspérités de la bouche, de l'œil, des organes génitaux dégénérant dans les parties charnues en ulcérations et corrosions, sut très-bien dire qu'à n'en pas douter, c'étaient là des accidents identiques à ceux qu'on observait si souvent de son temps dans la maladie française.

G. Quant aux affections cutanées, on nous dit : les anciens, grâce aux bains dont ils usaient largement et dont ils abusaient même, échappaient souvent aux accidents cutanés de la syphilis. C'est vrai, chez eux, les bains chauds, les bains de vapeurs combinés avec l'usage des étuves sèches, étaient pris souvent plusieurs fois par jour. Ils se faisaient masser et racler la peau avec une strigille d'acier, opérations qui déterminaient une sueur abondante après laquelle ils se faisaient oindre d'huile. Mais toutes ces mesures, particulières aux classes riches, n'empêchaient pas les affections cutanées de sévir en

Grèce, à Alexandrie et dans Rome. En mettant de côté les affections parasitaires telles que la gale, les achores, les cérions qui correspondent à la teigne, le lichen apporté à Rome par les soldats de Pompée, on trouve toute la série des affections cutanées décrite dans la majeure partie des auteurs. — Actuarius (44) a classé, sous le nom de macules, des taches exanthématiques, les unes semblables à la morsure d'une puce et devenant noirâtres en vieillissant, puis toutes les espèces de taches rouges qui peuvent se produire sur la peau, depuis les piqûres de puces jusqu'aux ecchymoses sous-cutanées.

Dans la classe des pustules rentraient des éminences tantôt rouges, tantôt sans changement de couleur à la peau, tantôt volumineuses, livides, pâles ou noires, ces dernières portaient le nom de phlyctènes quand, après s'être rompues, on apercevait au-dessous un ulcère.

Le phlysacion était une pustule dure, pointue, de couleur blanchâtre, laissant sortir une sanie grisâtre.

L'épinyctis était une pustule de couleur livide ou noirâtre, ou noire, ou blanche, à bords très-enflammés, reposant sur une ulcération douloureuse du volume d'une fève.

Il y avait trois espèces d'herpès, quatre espèces d'impétigo, une classe d'affections dartreuses, etc., etc.

Mais si tous les auteurs que nous avons parcourus glissaient rapidement sur les symptômes et sur la marche des accidents, ils insistaient beaucoup au contraire sur le traitement.

Les ulcères étaient traités spécialement avec des onguents solides ou demi-solides, dans lesquels il entrait comme partie active de la céruse, des sels de cuivre, d'argent ou de plomb; avec des poudres astringentes de noix de galles, d'alun, etc.; avec des caustiques ou le fer rouge.

On trouvera des détails sur ce sujet dans Dioscorides (45), Sextus Placitus (46), Cléopâtre (47), Scribonius Largus (48), Marcellus l'Empirique, Nicolas Myrepsus (49); dans les vers de J. Serenus Samonicus (50), où sont indiquées toutes les variétés d'ulcères des organes génitaux, de la bouche, du palais, des amygdales, des narines, etc., etc.

On pensera peut-être que j'ai rapporté avec trop de complaisance tous les accidents vénériens décrits dans l'antiquité, même ceux qui se rattachent indirectement à la syphilis. Je ne l'ai pas fait sans motif, j'ai voulu en présenter un tableau aussi complet que possible pour bien montrer que les médecins grecs, néo-grecs, latins et néo-latins, ont certainement décrit isolément presque tous les symptômes de la syphilis, sauf un, les douleurs nocturnes. J'insiste sur ce point qui peut paraître bien minime, parce que c'est la seule objection sérieuse qui ait été apportée par les médecins du xve siècle contre l'ancienneté de la maladie, et nous verrons plus loin qu'ils disent : les anciens ont vu des ulcérations, des affections de la peau semblables à celles que nous observons dans la maladie française, mais ils n'ont point vu ces douleurs si violentes qui se produisent seulement la nuit et qui constituent, en réalité, le caractère de la maladie; ils ne les ont point décrites, donc elle n'existait pas.

Pour nous, cette objection n'en est pas une; ce caractère des douleurs ostéocopes n'est plus maintenant nécessaire pour diagnostiquer la syphilis; la connaissant bien, on s'en rapporte avec juste raison à l'ensemble des symptômes, et si la description précédente laisse quelques doutes sur son existence dans l'antiquité, la lecture des Arabes et des arabistes n'en laisse subsister aucun, car ces derniers ne furent pas seulement de vulgaires copistes, comme on se plaît chaque jour à le répéter, ils précisèrent mieux la description des affections vénériennes, se prononcèrent plus clairement sur leur origine, en un mot, tout en suivant servilement les descriptions de leurs maîtres, les médecins grecs, ils ajoutèrent leurs propres observations. Ils décrivirent des pustules rouges (51) naissant sur la tête de la verge qu'on désignait en arabe sous le nom d'*alohumbra;* ils observèrent des ulcérations du prépuce qui entraînaient sa perforation ; des ulcères de la couronne du gland qui perforent le prépuce, creusent jusqu'au canal urinaire, et forcent le chirurgien à introduire dans l'urèthre une sonde de plomb pour que le malade puisse uriner; des pustules ulcératives développées à la surface de la verge et qu'ils traitaient par des caustiques. Albucasis (52) a consacré un chapitre entier aux affections de la vulve et du col de l'utérus; il signale les ulcères, les nodosités, les varices qui se produisent dans cette région. C'est lui aussi qui écrivait : « Nous ne voulons pas entrer dans le détail de cette affection, appelée *aldea, alcohsi,* à cause de sa turpitude, de sa déshonnèteté et de la rareté de ceux qui en sont guéris; cette maladie est divisée en dix-sept modes, dont

l’énumération prolongerait trop ce livre, ce qui est inutile. »
Ils connaissaient la vaginite (53), son mode de contagion, et
dans tous leurs écrits nous retrouvons toutes les affections de
la verge, de l’anus et de la vulve que nous avons rapportées
plus haut. Rhazès (54) et Avicenne (55) donnent la description
d’affections cutanées pustuleuses ou ulcéreuses qu’ils appelaient *asaf*, *sahafati*, *bothor*, *formica*, etc., parmi lesquelles un
grand nombre de médecins du xve et du xvie siècle voulurent
reconnaître des manifestations cutanées de la syphilis. Abulca-
sis signala les pustules crustacées qui se développent sur la
peau qu’il brûlait avec un morceau de bois de myrthe dont
l’extrémité était enflammée. Tous, tant qu’ils sont, parlent de
maladies honteuses très-communes à leur époque, mais aucun
n’a jugé à propos de nous dire ce qu’elles étaient. S’il faut en
croire Gariopontus (56), les malheureux qui en étaient atteints
étaient repoussés par un grand nombre de médecins et abandonnés à leur misérable sort.—Nous voici en plein moyen âge,
il y a maintenant une grande lacune dans le progrès des
sciences, ce n’est même plus à des copistes que nous avons
affaire, mais à des copistes de copistes. Auprès des rois et des
princes se trouvent bien quelques médecins juifs ou moines
qui ont charge de les guérir; l’histoire nous les montre
dans les croisades à la suite des armées. Ce sont eux qui
conseillent l’air natal à Philippe-Auguste, qui s’empressent
autour de Richard Cœur-de-Lion blessé mortellement (57).
Mais ces maitres myrrhes, ces physiciens, ces barbiers, ne nous
ont rien transmis. Leur science était du reste bien peu de
chose, et les naïves satires des xiie et xiiie siècles les tournent
en dérision de la façon la plus piquante (58). Il est vrai qu’en
ces siècles de barbarie, les écoles d’Espagne, fondées par les
Arabes, ont produit quelques hommes dont les noms sont
restés; que l’Italie s’éveillait et allait donner successivement
Lanfranc et Salicet; que la France elle-même, par Arnaud de
Villeneuve et Guy de Chauliac, allait se révéler; mais c’est
toujours le reflet de l’antiquité. Jusqu’à Guillaume de Salicet (1280), les ulcères de la verge (59) n’avaient été signalés
que d’une façon confuse comme produisant le bubon de l’aine.
Il fut le premier qui s’expliqua clairement à ce sujet. Cette maladie, appelée bubon ou dragunzelus, ou dracunculus ou
apostème de l’aine, se produit lorsqu’un homme a été rendu

malade à la verge par une femme publique malpropre ou par une autre cause qui a amené la corruption de l'organe. — Il entre aussi dans des détails circonstanciés sur les ulcères qui se produisent après des rapports avec une prostituée; sur les pustules, les fentes, les ulcérations produites à la couronne du gland, qu'il attribue à la rétention sous le prépuce de la matière sébacée. Mais les terribles accidents consécutifs à ces derniers font facilement soupçonner une cause syphilitique; en effet, le prépuce se gangrène, le gland est rongé; il y a de la fièvre, des hémorrhagies terminées par la mort. Cependant le fer rouge, les caustiques énergiques ne sont pas ménagés pour les guérir. Salicet est aussi le premier qui ait bien nettement établi la contagion de ces accidents et posé des règles prophylactiques.

Après des rapports suspects, si on prévoit l'arrivée d'une ulcération, l'organe sera très-bien défendue de la corruption, par une abstersion et une ablution complète; et en aspergeant l'endroit avec du vinaigre étendu ou en enveloppant la verge avec des feuilles infusées dans du vinaigre. Il est loin d'être le seul qui ait regardé ces accidents comme contagieux, Lanfranc (60) entre dans plus de détails encore et donne les mêmes règles prophylactiques :

Ces ulcères, ces pustules chaudes qui se produisent à la verge sont le résultat d'une cohabitation avec une prostituée ayant eu primitivement des rapports avec un individu atteint de cette maladie :

Ex commixtione cum fœda muliere, quæ cum ægro, talem habentem morbum de novo coierat.

Les autres chirurgiens ou médecins jusqu'au XVe siècle, Arnauld de Villeneuve, Bernard Gordon, G. de Varignana, Guy de Chauliac, etc., etc, ceux qui les avaient précédés, Roger, Roland, Théodoric, furent au moins explicites ou n'ajoutèrent que des détails insignifiants.

Je ferai une exception cependant pour Jean de Gaddesden (61), qui certainement s'était trouvé fréquemment en présence des accidents vénériens. Il entre dans des détails circonstanciés sur la prophylaxie, sur la contagion et conseillait l'usage d'un bandage suspenseur dans les affections des bourses et de la verge : « L'ulcère de la verge arrive ou par le coït avec une femme dans ses règles ou par suite de la rétention de l'urine ou du sperme. Celui qui veut se préserver de toute corruption lorsqu'il cohabite avec une femme qui lui paraît suspecte d'immondicité, qu'il se lave avec de l'eau froide mêlée avec du vinaigre ou avec sa propre urine intérieurement et extérieurement. Qu'il trempe dans du vin un morceau de vieux linge de lin et qu'il le place sur le point malade, *vulnus enim dessicat et cancrum interficit et ulcerat.* Mais s'il n'y a qu'une simple excoriation, vous tremperez le linge dans de l'eau de rose chaude. Vous mettrez également dessus de la poudre d'oliban parce quelle consolide les plaies de la verge, etc., etc.

Je ne m'étendrai pas ici sur l'étude des affections cutanées, qui par les noms variés qui leur furent imposées, par la multiplicité des espèces qui furent créés sont difficiles à reconnaître, ce sujet m'entraînerait trop loin ayant plus tard à m'expliquer sur ce point. Cependant, je ne veux pas terminer cette introduction sans examiner quelles étaient dans l'antiquité les affections que les poëtes, les satiriques et les moralistes regardaient comme venant châtier les excès des débauchés et résultant de leurs vices honteux : Rosembaum (62) a bien étudié la question, et Follin a résumé habilement le petit livre de Rosembaum en tête de l'article qu'il a consacré à la syphilis dans le premier volume de son Traité de pathologie. Presque toutes les affections contagieuses des organes génitaux furent attribuées dans l'antiquité à des punitions divines et donnèrent lieu à des cérémonies religieuses qui se perpétuèrent d'âge en âge.

Nous trouvons dans l'Inde le culte du Lingam, celui de Dionyseos à Athènes, celui de Priape un peu partout et spécialement à Lampsaque, le culte du Phallus en Egypte, etc. Les fêtes du Lingam avaient eu pour point de départ une sorte de gangrène des organes génitaux. La maladie qui donna naissance aux cérémonies dont parle Natalis Comes (63) était grave et spéciale aussi aux organes génitaux, mais le manque absolu de documents force quand même à s'en tenir à des conjectures. Il en est de même pour la maladie phénicienne dont l'origine était regardée comme honteuse, et pour le fléau du Baal Peor qui couvrit les juifs d'ulcères.

Le culte de la dea Syra, considéré comme impudique avait ses partisans en Syrie parce que cette divinité passait pour ronger les tibias, couvrait le corps d'ulcères et faisait fondre le foie. On possède un peu plus de détails sur la maladie cam-

panienne qui était surtout développée dans la ville de Nole.
Ausone, dans son épigr. 71 contre Crispa, et Horace, dans sa
satire V, lib. II, en ont signalé quelques-uns des symptômes.
Ce dernier met en scène le bouffon Sarmentus reprochant à
Messus Cicirrus une hideuse cicatrice qu'il portait au front,

> . . . . . Fœta cicatrix
> Setosam lævi frontem turpaverat oris. . . . .

l'accusait d'avoir eu la maladie campanienne. C'est encore
Horace qui raconte que Cléopâtre avait résolu la ruine de
Rome avec une troupe d'hommes atteints d'une maladie honteuse (63 . Les épigrammatistes et les satiriques, Lucilius,
Juvénal, Martial, et surtout le recueil des Priapeia rappellent
à chaque instant les maladies propres aux fellatores, aux ci-
nædi et aux éreintés, les pustules, les ulcères des lèvres et de
la langue, les pustules des prêtres de Cybèle, les fics contagieux de l'anus, les bubons de l'aine, la contagion des ulcères
de la verge, etc. Les moralistes sont aussi explicites, en première ligne on doit citer Dion Chrysostôme (65) reprochant
aux habitants de Tarses leurs habitudes honteuses :

« Une maladie endémique qui s'est emparée de vos nez —
a frappé vos pieds et vos mains — on dit qu'Aphrodite pour
punir les femmes de Lesbos, leur a envoyé une maladie des
aisselles ; eh bien, c'est ainsi que la colère divine a détruit le
nez du plus grand nombre d'entre vous et c'est de là qu'est
venu ce son particulier. C'est le signe de l'impudicité honteuse
poussée jusqu'au délire. »

Le fait que rapporte Pallade (66) est également probant en
faveur de la contagion des accidents qu'on observait alors :
Héron ayant eu commerce avec une danseuse de pantomime
eut peu après sur le gland une sorte d'anthrax qui devint si
grave que dans l'espace de six mois ses parties tombèrent en
pourriture. Il en guérit cependant.

Je passe sous silence les maladies de Tibère, de Galère
Maxime, d'Hérode, elles ne présentent rien qui puisse éclairer
la question.

Les historiens et les chroniqueurs du moyen âge ne donnent
également que de vagues indices, et cependant les trop célèbres statuts d'Avignon, ceux de Toulouse, ceux de Londres,

sont des témoins irrécusables de la corruption des grandes villes d'alors et de la connaissance bien établie de la contagion des affections vénériennes. Il en était de même dans les armées et Joinville raconté que Louis IX fut obligé de donner congé à un grand nombre de ses gens quant il revint de prison, parce que sans respect pour sa présence, sans tenir compte de la grande misère de l'armée, ils fréquentaient des lieux de prostitution établis à le distance *du giet d'une pierre menue entour son paveillon*.

Je m'arrète, ne voulant point m'étendre sur les écrits des poëtes érotiques et satiriques du moyen âge cependant; la collection que nous en a conservé Polic. Lyser (67), offre à côté des vers d'OEgidius de Corbeil (1138) où on trouve signalés d'après les antidotaires néo-grecs et arabes une foule de remèdes pour la gonorrhée, la vaginite, les bubons, les ulcérations des organes génitaux, ceux d'Alain de l'Isle, où sont décrits d'une façon frappante (68), sous le nom d'ulcères, d'excroissances, de verrues, les lésions qui suivent les plaisirs charnels et çà et là des affections cutanées. Je ne mentionnerai même pas les autres satires même les vers de maître Vulgerius, considérant comme inutile de rappeler les turpitudes qu'ils racontent.

LA SYPHILIS

AU XVE SIÈCLE

§ I.

Bien des écrivains ont présenté le tableau de la renaissance des sciences au xve siècle ; en effet, quand on étudie cette époque, on est tellement frappé de l'état de fièvre, pour ainsi dire, qui porte les savants à rechercher les auteurs de l'antiquité, à les connaître, à les discuter, à les commenter. On est tellement frappé des circonstances qui les favorisent, qu'il s'en dégage immédiatement une série d'images aux brillantes couleurs. Avicenne et Rhazès règnent en maîtres, mais peu à peu Hippocrate et Galien vont triompher. Les savants d'Italie vont en Orient étudier les maîtres, Nicolas de Reggio a donné depuis longtemps une traduction latine d'Hippocrate, les Vénitiens, les Génois, commerçants avant tout, n'oublient pas cependant dans leurs voyages aux échelles du Levant, les manuscrits qui du reste représentent une grande valeur, car ils les revendent au poids de l'or. Puis voilà les Grecs chassés de Constantinople qui viennent eux-mêmes, en apportant leurs chefs-d'œuvre, enseigner leurs langues aux littérateurs et aux savants. Enfin comme pour favoriser cet immense effort de l'esprit humain, l'imprimerie naît à Mayence et va immortaliser les productions de cette effervescence. — Il ne faut pas croire cependant que ces importations de la Grèce furent sans inconvénient ; elles firent passer, il est vrai, les Arabes sur le second plan, mais ce fut Galien qui prit la prééminence, et quelques esprits seuls, vers la fin du siècle, reconnurent la suprématie d'Hippocrate. Tous, tant qu'ils furent, ils ne surent pas se débarrasser des entraves de la scolastique, elle retardait la découverte de la vérité, elle ne servait même pas à en discuter, à bien en apprécier les preuves ; mais elle aiguisait les esprits ; et ce goût des distinctions subtiles, cette nécessité de diviser sans cesse les idées, d'en saisir les nuances fugitives, de les représenter par des mots nouveaux, tout cet appareil employé pour embarrasser un ennemi dans la dispute, ou pour échapper à ses pièges, fut la première origine de cette analyse philosophique, qui depuis a été la source féconde de nos progrès ; tous ils furent assujettis au joug de l'autorité, joug d'autant plus lourd qu'il était admiré, environné de tous les respects, imposé quand même et qu'on n'avait pas assez d'opprobres pour conspuer celui qui tentait de s'y soustraire. Il ne s'agissait pas d'examiner un principe en lui-même, mais d'interpréter, de discuter, de détruire ou de fortifier par d'autres textes ceux sur lesquels on l'appuyait. On n'adoptait pas une description parce qu'elle était vraie, mais parce qu'elle était écrite dans Avicenne ou dans Galien. On étudiait les livres beaucoup plus que la nature ; c'était le temps où Michel-Ange Biondo écrivait : *Laudabilius est cum his errare, quam cum cæteris parare laudem.* — L'étude de la syphilis, mieux que celle de toute autre partie des sciences médicales, met en pleine lumière les phases successives par où passèrent les esprits en Italie. A la fin du siècle, la maladie vint à sévir avec une extrême violence, n'épargnant ni les princes, ni les rois; les médecins requis pour en obtenir la guérison se précipitent avidement sur Avicenne, sur Rhazès, sur Galien, sur Hippocrate; ils cherchent, cherchent, les plus aveugles trouvent dans ces maîtres vénérés l'indication de la maladie ; pour les uns, c'est l'éléphantiasis, pour d'autres l'asaphati; les perspicaces disent : non, les maîtres n'ont rien décrit de semblable, il faut en convenir. Or, rien n'a pu leur échapper de ce qui existait de leur temps, or ils ne l'ont pas décrite, donc elle n'existait pas, la maladie est nouvelle et les voilà amenés nécessairement à l'examen direct de la nature. Sans doute ils observent avec les yeux de Galien et d'Avicenne; ils expliquent tous les phénomènes d'après leurs théories, mais enfin ils ont reconnu une affection qu'ils croient nouvelle, ils vont écrire des descriptions qui leur appartiennent. Ce ne sont plus des commentaires sur de vieux textes, voilà les premières observations qui naissent, et celles qui nous ont été transmises sont marquées au coin de l'observation la plus sagace. Ce ne fut pas sans s'attirer des réfutations sans nombre, des récriminations acerbes, que quelques esprits vigoureux et instruits osèrent taxer les maîtres de n'avoir pas tout vu; ils touchèrent avec le plus grand respect, il est vrai, aux fétiches, mais enfin ils y touchèrent, c'en fut assez pour s'attirer les morsures sans nombre de la meute des croyants quand même. Il ne faut pas penser cependant que tout le xve siècle fut marqué par cette lecture intelligente des anciens; il y a à ce point de vue deux époques bien tranchées. Dans l'une émergent Pierre d'Argellata, Hugo de Sienne, Savonarole, Montagnana l'Ancien, Cermisoni, etc. Dans l'autre

se classent naturellement tous les savants qui depuis
1490 jusqu'à 1500 écrivaient sur la syphilis. — Dans le
premier groupe j'établirai encore une distinction entre
ceux qui comme Argellata, Valescus de Tharanta et
Michel Savonarole décrivirent les accidents vénériens çà
et là dans les chapitres de leurs traités didactiques et
ceux qui, comme Hugo de Sienne, Thomas Gascoigne et
Montagnana l'Ancien rapportent dans leurs consultations
des faits personnels où l'on reconnaît des manifestations
complexes de la syphilis. Je n'ai pas l'intention de dire
que P. d'Argellata et V. de Tharanta n'avaient pas vu les
accidents vénériens dont ils parlent, bien au contraire, car
le premier mentionne d'une façon très-nette et comme se
rapportant à des faits qu'il avait observés, des pustules
blanches ou rouges (1) qui surviennent sous le prépuce
après une cohabitation avec une femme infectée ; il entre
dans des détails circonstanciés sur les lésions consécu-
tives du gland et du prépuce, recommande après des
rapports suspects la plus grande prudence et surtout des
lotions. Au chapitre des ulcères, il passe en revue ceux
des organes génitaux, et c'est là qu'on trouve pour la première fois la désignation de *caroli*, appliquée aux ulcérations de la tête de la verge, terme qui, au xvie siècle,
était, suivant Falloppe, employé vulgairement pour nom-
mer les chancres mous et indurés. Mais surtout où il est
d'une grande précision, c'est en traitant du bubon. « Le
bubon est causé par un ulcère au pied ou à la verge ; il
survient parce qu'on néglige d'employer les répercussifs
locaux et les évacuants généraux. » Il rapporte encore
plusieurs cas d'ulcérations de tout le gland, d'ulcères qui
s'étendaient à toute la verge.

Le second (2) n'est pas moins explicite et détermine
très-bien les différentes causes qui produisent des ulcères

à la verge ; pour lui ce sont : 1° les blessures, 2° l'attrition, 3° le coït avec une femme infectée, ou immonde, ou chancreuse, 4° la rétention sous le prépuce de la matière spermatique (m. sébacée). Il trace le tableau le plus horrible de l'état des malades qui étaient affectés de ces ulcères : repoussés par un grand nombre de médecins, ne venant consulter les autres qu'à la dernière extrémité, les uns mouraient d'hémorrhagie, d'autres n'avaient plus de gland, quelques-uns avaient le prépuce noir, considérablement tuméfié, et comme on ne pouvait le rétracter, on leur introduisait une canule entre le gland et le prépuce pour y injecter des médicaments liquides ; à ceux qu'on désespérait de guérir même par le fer rouge, on coupait la verge.

Il y a la plus grande analogie entre les descriptions de G. Savonarole (3) et celles de Val. de Tharanta. Si on consulte les dates, il est évident que c'est Savonarole qui a copié, en tout cas il l'a fait consciencieusement, car son chapitre des ulcères de la verge est identique au précédent.

Les autres accidents que nous avons étudiés dans les anciens sont également bien décrits dans tous ces auteurs, mais ils n'y ajoutent rien de leur observation personnelle.

Le second groupe nous a laissé une série de consultations qui peuvent être regardées comme les premiers essais de ces recueils d'observations du xvie et du xviie siècle que l'on consulte maintenant avec tant de profit. Ces consultations, rédigées d'après des lettres qui leur arrivaient de toutes les parties de l'Italie ou d'après l'examen direct des malades, consistent dans l'énoncé rapide des symptômes éprouvés par le malade, dans l'indication d'un traitement extrêmement détaillé, mais la marche de l'affection, les effets du traitement y sont passés sous silence. — Il y a des exemples de tous les ulcères, de toutes les affections de la peau, des apostèmes, des douleurs des jointures, des os et de l'insomnie consécutive.

Le recueil de Montagnana l'Ancien (4) en renferme à lui seul 305, celui de Cermisoni 153, et parmi elles je pourrais en citer un grand nombre qui confirment pleinement l'opinion que j'ai soutenue jusqu'ici, mais elles n'ajouteraient rien aux preuves que j'ai déjà avancées, aussi je me contenterai d'indiquer la consultation 198, p. 811 du recueil de Montagnana, celles qui ont trait à la gonorrhée, à l'orchite, aux affections de la vulve, de l'anus, la destruction des os du palais, de la cloison du nez que cet auteur rattachait à la lèpre. Cermisoni (5) signale en plus une tumeur humorale, dure, indolente, développée à la jambe gauche, mais sa description est trop succincte pour qu'on puisse conclure qu'il avait affaire à une gomme.

Hugo de Sienne va m'arrêter un peu plus longtemps; par ordre de date (1380 - 1439) il devrait être placé avant les deux précédents, mais la consultation qu'il rapporte est si précise qu'elle ne laisse subsister aucun doute sur la nature de la maladie, dont il énumère les divers symptômes, et on ne peut mieux terminer cet examen rapide qu'en la citant.

Hugo de Sienne désignait cette maladie sous le nom d'asaphati des Arabes; Torella, un des premiers observateurs qui aient écrit sur la maladie française, signala cette consultation comme une preuve frappante de l'existence ancienne de la syphilis. — Voici cette consultation en entier (6).

« Un adolescent de famille noble âgé d'environ 20 ans souffrait depuis vingt mois de douleurs de tête, gravatives depuis un mois et demi. A cette époque, il fut pris de sueurs nocturnes localisées à la partie supérieure du corps; ces sueurs étaient fétides et teignaient la chemise en couleur rougeâtre. Le 8 novembre il fut pris d'une fièvre quarte, et des pustules dures, du volume d'un pois chiche ou d'une aveline, firent éruption sur les épaules et dans le dos. Un mois après, un apostème dur lui survint près du pied; il était divisé en deux parties et les médecins dirent que c'était un *sephiros* (tumeur dure, indolente, sans changement de couleur à la peau). Les tendons, particulièrement celui du talon, en étaient tellement contractés qu'il ne pouvait mouvoir le pied. Il eut ensuite diverses fièvres, tantôt continues, tantôt intermittentes, et malgré les soins actifs des médecins il n'évacuait que des phlegmes. Au mois de mars, il eut une douleur violente, d'abord à la joue droite, à l'œil et dans l'oreille, ce qui lui causa un peu de délire; un peu plus tard, il lui survint un apostème à la joue gauche qui perça, et quoique la fièvre eût persisté il en fut guéri au mois d'avril. L'été qui suivit il eut quelques accès de fièvre à des intervalles divers de cinq ou de huit jours, et au mois d'août, après un paroxysme, des taches rouge-foncé, rudes au toucher, occupant le corps jusqu'aux cuisses exclusivement. Ensuite il éprouva des douleurs tantôt dans l'épaule gauche, tantôt dans la hanche droite, quelquefois dans la gauche. S'étant rendu aux bains de Sainte-Marie, après avoir suivi un régime convenable, après l'application de ventouses scarifiées, les taches et les douleurs disparurent d'elles-mêmes. Un mois après, il commença à souffrir dans divers membres; les douleurs le prenaient *le soir et le quittaient le matin*. Au mois d'octobre il apparu un apostème à la jambe droite, et tant qu'il exista il ne souffrit ni de douleurs de côtes, ni de douleurs de hanches; mais cet ulcère une fois guéri les

douleurs reparurent ainsi que des taches rouges, rugueuses et couvertes de squames. Quand ces taches disparaissaient aux parties supérieures, il en survenait d'autres
aux parties inférieures. — En ce moment les taches sont
à peu près disparues, mais le malade est tourmenté par
une douleur sciatique gauche, des furoncles sont surve-
nus dans diverses parties du corps, et un grand nombre
de *bothors* (pustules que l'on comparait au bourgeon d'une
plante prête à s'épanouir) sont apparus sur la face, surtout
entre les lèvres et le nez, et le malade sent une grande
descente de matière de la tête. »

Croira-t-on après la lecture de cette observation qu'Astruc, dont elle détruisait tout l'échafaudage, a voulu
prouver que cette série de symptômes n'étaient autres
que ceux du scorbut? Que c'était le scorbut qu'avait eu ce
jeune homme, que ce ne pouvait être que le scorbut?
Croira-t-on que cet homme réellement érudit a consacré
plusieurs pages de son livre à vouloir établir cette fan-
tastique appréciation? Quoi de plus simple, pourtant,
que l'interprétation des accidents éprouvés par ce jeune
homme, quand on veut les examiner sans idées préconçues. Il souffre d'une céphalée qui dure depuis longtemps.
Il éprouve à la suite de phénomènes fébriles une série
de manifestations espacées à des intervalles relativement
peu éloignés, qui peuvent être comparées, les premières
par le volume et la situation à des pustules d'ecthyma. Un
peu plus tard il se développe une tumeur indolente, dure,
sans changement de couleur à la peau, dans la partie in-
férieure des muscles du mollet, ou dans les tendons qui
en partent, ou dans le tissu cellulaire qui entoure ceux-ci
et déterminant des contractures musculaires très-mar-
quées. Ensuite se manifestent des douleurs variables par
le siége, peut être une iritis, puis une tumeur à la joue

gauche qui s'ouvre à l'extérieur. L'été qui suit il apparaît des taches rouge-foncé, rugueuses, couvertes d'écailles épidermiques qu'on peut, sans rien exagérer, considérer comme du psoriasis. Il éprouve des douleurs rhumatoïdes, musculaires, vagues, multiples, mobiles, siégeant autour des articulations et qui font place à des douleurs nocturnes parfaitement spécifiées, qu'on ne peut comparer qu'aux douleurs ostéocopes. Une nouvelle tumeur se développe à la jambe droite, s'ouvre et donne lieu à un ulcère. Une névralgie sciatique se manifeste et peu après une éruption tuberculeuse. Tubercules sans nul doute de même nature que ces syphilides végétantes, granuleuses ou autres de la peau, qui rendent si horrible à voir la face de certains malades. Tout cet ensemble d'accidents dans cet ordre successif était certainement sous la dépendance d'une cause générale ; y a-t-il dans le cadre nosologique une maladie dont cet ensemble soit la caractéristique ? Oui, et il n'y en a qu'une, la syphilis. Ce jeune homme était donc atteint de syphilis constitutionnelle.

Jusqu'ici je n'ai point abordé l'étude de la lèpre et celle des affections cutanées parmi lesquelles se trouvent confondus la plupart des syphilides et des accidents tertiaires. Au moyen âge la lèpre est la première affection que les médecins et les chirurgiens aient étudiée sur la nature ; l'énorme développement de cette maladie, l'isolement absolu qu'on imposait aux malades avaient donné lieu à la nomination de médecins spéciaux chargés d'examiner les lépreux ou ceux qui étaient accusés d'être atteints de cette horrible affection. Ils procédaient, du reste, avec le soin le plus méticuleux. Ils commençaient par faire jurer au malade de dire la vérité, puis le consolaient par de bonnes paroles. Ensuite ils procédaient à l'interrogatoire : quel était son régime de vivre, avait-il habituellement des hémorrhoïdes ou la mentagre, en avait-il en ce moment, avait-il eu des maladies qui conduisent à la lèpre? Puis ils le faisaient saigner à la céphalique ou à la basilique pour étudier la composition de son sang et enfin procédaient à l'examen de tous les organes successivement l'un après l'autre. — Par cela même les autres maladies de la peau avaient éveillé leur attention, ils en connaissaient l'aspect extérieur, la marche et la terminaison, mais la plus grande confusion règne dans leurs classifications. Tel décrit sous tel nom une affection qne tel autre décrit sous un autre nom. Celui-là suit le texte d'Avicenne, cet autre celui de Galien, ou ses propres observations. En présence de cette confusion, j'ai pris le parti de dresser un tableau des affections cutanées d'après Guy de Chauliac, B. de Montagnana l'Ancien et G. Savonarole, de façon à mettre en regard les noms et les maladies semblables décrites dans ces divers auteurs, persuadé qu'on ne pouvait bien comprendre les premiers écrivains qui ont traité de la syphilis, si on ne connaissait à fond les affections cutanées dont ils parlent sans cesse et dans lesquelles pour un grand nombre ils font rentrer cette maladie.

MORPHEA

vitiligo, panni, lentigines, gutta rosea.

Renferme presque autant d'espèces que la lèpre. On ne distingue deux principales, la morphée blanche et la morphée noire. Elles se présentent sous forme de taches caractérisées par leur situation et leur couleur ; quand elles sont planes, sans inégalité ni ulcération noires ou blanches, elles prennent spécialement la désignation de *morphées;* goutte rose ou couperose, si elles sont rouges, si elles sont petites, *lentilles; panes,* si elles sout grandes. La morphée est incurable quand elle est ancienne et quand elle occupe une vaste surface, quand elle ne rougit pas quand on la frotte, et ne donne que de la sérosite quand on la pique. La goutte rose débute à la face, elle présente quelquefois des pustules, quelquefois des croûtes; elle rentre alors dans le genre assafati.

FORMICA

pustules bilieuses miliaires; herpesten. Ἕρπης (Galien).

Renferme trois espèces : 1º fourmi ambulative, 2º fourmi miliaire, 3º fourmi corrosive. La première, désignée aussi sous le nom d'herpès phlycténoïde, est constituée par des ampoules ou bulles, accompagnées d'inflammation et de prurit, entourées d'une rougeur tirant sur l'orangé. La deuxième est formée de petites vésicules nombreuses, ressemblant au millet en forme et en coloration, désignée en Grèce sous le nom d'herpès cenchrias. La troisième ulcère la peau et la chair, est serpigineuse et donne une humeur fétide et virulente ; c'est l'esthiomène ou noli me tangere. On classait aussi quelquefois dans ce groupe le zona ou feu sacré ou persique.

ESSERE

planta ou planctus noctis, desudatio, exanthèmes.

L'*essere* désignait de petites tumeurs noueuses situées dans l'épaisseur du derme, produisant de la démangeaison et survenant pendant une sueur ou quand on s'est fortement gratté.

La *plante* ou *plainte de nuit* se développe sous forme de petits boutons ou pustules s'élevant très-peu au-dessus de la surface de la peau, déterminant une grande cuisson, surtout la nuit.

La *désudation* était de petits boutons qui se produisent sur les parties sujettes à suer.

L'*exanthème* (Celse) désignait toutes sortes de pustules rouges, tantôt semblabes aux précédentes, tantôt aux boutons qui suivent la piqûre d'une ortie.

IMPETIGO, ASSAPHATUM

ou saphati, serpigo, mentagra, lichen, dertes, tinea, feu volage,

Sont des altérations de la peau caractérisées par des boutons inégaux qui se ressemblent beaucoup entre eux ; d'abord petits, lisses et disséminés, ces boutons s'ulcèrent, se couvrent d'écailles furfuracées ou de croûtes. Ceux qui sont fixes sont appelés spécialement *assaphati* et *impétigo ;* ceux qui sont mobiles et s'étendent çà et là sont désignés sous le nom de *serpigo*, de *lichen*, de *feu volage*, de *dertes*.

Parmi ces maladies, les unes sont sèches, les autres humides ; elles sont accompagnées de démangeaison et de cuisson, et se développent le plus souvent sur la tête des enfants. Les Arabes désignent ces dernières plus spécialement sous le nom de saphati, les arabistes sous le nom de tinea.

Tinea. — La teigne est caractérisée par son siége sur la tête, ses écailles, les croûtes et l'humidité qui en sort, la chute des cheveux, l'odeur fétide et l'aspect horrible. On la divisait en :

1º *T. favosa*, parce qu'il en sort par de petits trous une humeur semblable à du miel.

2º *T. ficosa*, parce qu'elle présentait quelques grains semblables à ceux des figues, ronds et rouges à l'extrémité.

3º *T. amedosa,* parce qu'il en sort par de petits trous un liquide semblable à la lavure de chair.

4º *T. uberosa*, parce qu'elle ressemble au mamelon du sein d'une femme, qu'elle est rouge et qu'il en sort un liquide semblable à du sang.

5º *T. lupinosa*, parce qu'elle a l'apparence, la forme et la couleur d'un grain de lupin, et qu'elle donne des squames et des écailles blanches et sèches.

6º *T. furfurosa* diffère peu de la précédente, seulement les écailles sèches qu'elle émet sont comme du son, et il n'y a pas d'ulcération.

7º *T. achorosa* est semblable à la première, mais ses trous sont plus grands.

SCABIES, ROGNE.

C'est une altération de la peau, ulcéreuse, prurigineuse, avec écailles et croûtes, quelquefois sans virulence et sans sanie, quelquefois avec ces caractères. On en distingue une sèche et une humide. Elle commence souvent par de petites pustules qui démangent et s'ulcèrent. Chez les vieillards, elle est difficile ou impossible à guérir ; c'est une maladie contagieuse.

PUSTULÆ MALÆ SANGUINIS.

Les pustules sont de petits apostèmes, conjoints ou séparés, comme les boutons de la petite vérole ; il y en a deux espèces : 1º Les pustules sanguines et corrompues laissent une eschare après elles. On range dans cette classe le carboncle, la braise (pruna), le feu persique. La braise est caractérisée par une phlyctène accompagnée de cuisson, de chaleur vive, de couleur foncée s'étendant aux environs et laissant une eschare semblable à celle que produit le cautère. 2° Les pustules de bile corrompue ne laissent pas d'eschares; elles occupent la peau et le tissu cellulaire sous-cutané.

MALUM MORTUUM, PHLEGME SALÉ, BOTHOR.

La mal-mort est une espèce de gale ou de lèpre dans laquelle apparaissent des pustules crustacées, noires, d'aspect hideux, sans suppuration ni douleur; particulièrement sur la peau, devenue livide des jambes et des hanches.

Le phlegme salé est une gale engendrée par l'humeur phlegmatique salée. Elle est constituée par des croûtes qui succèdent à de petites pustules; ces croûtes sont épaisses, inégales, jaunâtres ou brunes.

Le bothor est une pustule semblable au bourgeon d'un arbre prêt à s'épanouir.

ALOPECIA, CANICIES, PELADE.

L'alopécie est caractérisée par la chute des cheveux par pinceaux; on l'appelait aphiase quand les cheveux commençaient à tomber en cercle derrière la tête.

LEPRA, LADRERIE.

Yeux arrondis vers l'angle interne; paupières et sourcils gonflés; chute des cils et des sourcils remplacés par des poils plus fins; veines gonflées à l'angle interne des yeux; oreilles droites arrondies à cause de la consomption de leur pulpe.

Narines gonflées et resserrées intérieurement; ulcération de la cloison; odeur de punais; langue granuleuse par-dessous, grains blancs ou livides dans les conduits. Haleine fétide; respiration pénible, épaississement des lèvres, dureté, fissure, lividité de celles-ci. Gencives inégales, ulcérées; voix nasonnée. Écailles furfuracées dans les cheveux; couleur livide de la face, regard fixe, aspect hideux; front poli comme la corne; pustules sur la face. Veines de la poitrine développées; mamelles dures.

Amaigrissement des muscles de la main, surtout ceux du pouce et de l'index; lividité et scissure des ongles. Refroidissement des extrémités; présence d'éruptions serpigineuses; consomption du mollet, insensibilité des jambes ; distorsion des jointures et nodosités autour d'elles. Sous l'influence du froid, il paraît sur la peau des élevures comme sur celle d'une oie plumée. L'eau ne mouille pas la peau, comme si cette dernière était graissée. Sensations de picotements, ulcérations de la peau. Sommeil pénible ; fétidité de la sueur ; pouls faible ; odeur fétide du sang, qui est visqueux, onctueux au toucher, sablonneux après l'incinération, de couleur noire ou violacée.

§ II.

On pense communément que pendant les années 1494
et 1495 on vit se développer, surtout en Italie, des accidents syphilitiques formidables. C'était le début de ces
grandes guerres qui durèrent presque un demi siècle; on
venait de découvrir le Nouveau Monde. On ne manqua
pas de chercher dans ces circonstances la cause de la maladie. Cependant ce serait une erreur de croire que l'opinion qui rapporte l'apparition de la syphilis au siége de
Naples, et sa transmission des Indiens aux Espagnols, et
de ceux-ci aux Français, date des contemporains de ces
événements, de ceux qui assistaient à la campagne de
Naples et au retour des soldats de Christophe Colomb.
Elle prit naissance bien plus tard. Les contemporains et
ceux qui écrivirent immédiatement après eux, le plus
souvent en les copiant, disent que la maladie se propagea
pendant l'expédition de Charles VIII ; quelques-uns ajoutent qu'elle fut importée par les Français, mais aucun
ne parle du siége de Naples et des soldats espagnols qui
durent, suivant la théorie que nous allons exposer, répandre la syphilis dans cette ville. Tous les auteurs du
xve siècle citent l'invasion de Charles VIII comme une
date où ils rapportent l'extension de la maladie, mais aucun ne la considère comme une cause pouvant y avoir
donné naissance.

Le premier (1517) qui parla de l'existence probable de
la syphilis aux Antilles fut un Bavarois, Léon Schmauss
ou Schmai, professeur à Salzbourg, mais il n'affirme
point (1) que la maladie ait été importée d'Hispaniola en
Espagne; il n'avait pour cela, du reste, aucune raison
plausible. Il venait de recevoir du bois de Gaïac, qu'on

employait déjà, en Espagne, au traitement de la maladie, et que l'année d'avant (1516) on avait connu en Allemagne. Schmauss, quand il en reçut la première fois, n'en savait ni l'origine bien précise, ni les propriétés, ni même le mode d'emploi. Il écrivit alors aux savants ses amis, aux princes qui l'honoraient de leur amitié, pour recueillir des renseignements sur ce précieux produit. Il obtint ainsi dix-neuf descriptions ou relations, qui toutes avaient trait aux Indes occidentales, ou aux découvertes portugaises. Mais ces écrits étaient si incomplets, fourmillaient d'obscurités, d'omissions, de fautes de copistes, à tel point, qu'un médecin habitué à la lecture pouvait seul les comprendre. Après les avoir interprétés, il les analysa et publia les documents qu'il y trouva, dans un petit traité qui nous a été transmis. Il eut donc entre les mains un bon nombre des relations qui furent écrites par les marins et les premiers marchands qui virent les contrées nouvellement découvertes ; il pouvait donc se prononcer sur la question de l'importation de la syphilis des Antilles en Europe. Eh bien, tout en regardant la syphilis comme existant au Nouveau Monde de toute antiquité, il croit qu'elle est née spontanément en Europe. « En effet, « je diffère, dit-il, de l'opinion des docteurs les plus récents « qui ont étudié cette question, et je pense que la maladie « a subsisté de toute antiquité, parce qu'il n'y a rien de « nouveau, parce que tout le monde reconnaît que les Indes « occidentales ont été, pendant de longues années, tour- « mentées par cette maladie, que les remèdes employés « alors dans ces pays nous ont été indiqués par nos mar- « chands. Enfin, parce que cette affection, quand elle s'est « développée en 1494, en Europe, a eu pour cause les « pluies torrentielles et les inondations qui les suivirent. » A quelques mois de distance, Ulrich de Hutten, en 1519, vingt-cinq ans par conséquent (2) après l'apparition de l'épidémie, émit l'hypothèse que la maladie s'était manifestée d'abord à Naples. « Un mal très-pernicieux, écrit-« il, commença à se manifester, non pas en France, mais premièrement à Naples. » Il n'est même pas précis sur la date ; on voit bien qu'il émet une opinion dont il n'a pas cherché à vérifier l'exactitude, car il place le siége de cette ville en 1493. Mais celui qui se prononça clairement sur cette question, en réunissant les deux suppositions précédentes, fut l'historien G.-F. Oviedo y Valdèz (3). Dans son histoire des Indes occidentales, publiée d'abord à l'état de sommaire en 1525, puis plus détaillée en 1535, il dit positivement que la syphilis a été importée en Espagne par les soldats de Christophe Colomb, à leur retour du second voyage de celui-ci, dans le courant de 1494, et qu'enfin, en 1495, Gonzalve de Cordoue ayant conduit des troupes au secours du roi de Naples, plusieurs Espagnols atteints de la maladie servirent dans cette guerre, et l'ayant communiquée à des courtisanes, celles-ci à leur tour la transmirent aux Napolitains et aux Français. Cet homme, en quelques lignes, venait de fonder la théorie de l'origine américaine. Plus tard, Ant. Musa Brasavole (1551), sans accepter complétement ces idées (4), parut admettre cependant l'existence de la syphilis dans les îles américaines ; mais ce ne fut qu'en 1555 qu'elle reçut son entier développement, d'une part par Rodrigue Diaz de Isla (5), médecin à Séville, et d'autre part par Gab. Fallope. Le premier prétendit que la vérole avait été apportée d'Hispaniola, qu'en 1493 elle ravagea Barcelone, et il ajoute un peu plus loin : le roi de France ayant conduit une grande armée en Italie, où il y avait alors beaucoup d'Espagnols atteints de cette maladie, les troupes françaises y contractèrent ce mal.

Je passe rapidement sur l'opinion analogue de J.-B. Monti, pour arriver de suite à Fallope qui développa longuement l'origine américaine, et s'appuya sur de petits détails qui donnent à sa version un certain air de vérité (6); elle séduisit presque tous les écrivains qui suivirent, ils en adoptèrent aveuglément toutes les assertions et la reproduisirent les uns après les autres en la modifiant légèrement. Voici cette hypothèse dans tous ses détails :

« La maladie française fit invasion chez nous en 1494,
« et voyez son origine :

«Le roi Charles, jeune et bouillant de courage, rassem-
« bla cette année-là une armée immense, envahit l'Italie,
« l'Étrurie, la république Florentine et Rome. De là se
« fondant sur un droit héréditaire qu'il croyait posséder,
« il vint mettre le siége devant Naples avec 80,000 sol-
« dats !

« Ce fut alors qu'apparut la maladie, parce que les sol-
« dats sont lascifs et que les Français adonnés à la bois-
« son et aux plaisirs de la table se servirent de mauvais
« aliments. La contagion se répandit tellement dans cette
« armée que presque tout le monde l'avait. De là, elle se
« communiqua à toute l'Italie, passa en Espagne et en
« Allemagne. Si quelqu'un demande si cette maladie s'est
« formée dans cette armée ou lui fut communiquée,
« je lui dirai qu'elle lui fut communiquée. Colomb fut
« le premier qui toucha aux Indes occidentales, qui sa-
« lua une terre nouvelle, il trouva des îles immenses de
« terre ferme, des hommes sauvages qui vivaient dans les
« bois, des monceaux d'or et d'argent. On rapporta des
« trésors, des perles énormes, mais l'aloès fut mêlé au
« miel. Car Colomb en ramenant ses trirèmes rapporta le
« *mal français.*

« Là bas, la maladie est douce et semblable à la gale,
« mais en venant dans notre monde, elle devient si vio-
« lente, si féroce, qu'elle imprègne, qu'elle infecte tout,
« et corrompt la tête, les yeux, le nez, le palais, la peau,
« la chair, les os, les ligaments et enfin les viscères.

« Colomb revint eu Espagne l'année 1494, il était
« parti dans les premiers jours de septembre 1492. Deux
« ans se passèrent partie à aller, partie à chercher, partie
« à revenir, et comme il ramena ses soldats plus chargés
« de maladie que d'or, ils communiquèrent leur mal aux
« autres mercenaires qui prirent du service dans les ex-
« péditions d'Italie au moment où on allait faire le siége
« de la grande ville de Naples. Mon père assistait à ce
« siége.

« Les soldats espagnols très-fins et très-rusés com-
« battirent leurs ennemis par l'épée et la ruse. Comme
« ils étaient en petit nombre relativement à la multitude
« presque infinie des Français, ils sortaient la nuit, aban-
« donnant leurs propres postes, et empoisonnaient les
« puits et les sources. De plus, ils corrompirent à prix
« d'or les boulangers italiens qui étaient dans l'armée
« ennemie et leur firent mélanger du plâtre au pain. En-
« fin connaissant la force contagieuse de la maladie et
« aussi à cause de la rareté des vivres, ils chassèrent,
« hors de la ville, une foule inutile, les prostituées les
« plus connues et surtout celles qui avaient une grande
« beauté.

« Les Français empressés auprès des femmes, attirés
« par leur beauté, aiguillonnés par la privation, leur
« ouvrirent leur camp, et bientôt toute l'armée fut
« infectée.

« Voilà comment est apparue cette nouvelle maladie
« qui a depuis ravagé toute l'Europe. » Je ne veux pas in-

sister sur cette fable (7) qui attribue l'apparition de la syphilis à ce que les vivandiers avaient vendu au siége de
Naples de la chair hnmaine aux soldats affamés, ni
sur cette autre (8) qui n'est que la première perfection-
née : « Au siége de Naples, il y avait des marchands qui,
au lieu de thons vendaient de la chair d'hommes tués récemment dans la Mauritanie. » Astruc a pris la peine
de les réfuter, elles ont été inventées bien des années
après la guerre, transmises par la tradition, et leur gros-
sière fausseté ne mérite pas une réfutation. Je passe totalement sous silence les opinions de Guichardin, de Fr.
Lopez de Gomara, de Jer. Benzoni, etc., etc., qui n'ont
aucune valeur et je passe immédiatement à J. Astruc et
Girtanner.

Astruc (9) admet toutes les idées de Gr. d'Oviedo et
s'appuie fermement sur les récits de G. Fallope ; toutefois voyant bien leur insanité, il a soin de n'en présenter
qu'une partie, celle qui peut le mieux corroborer sa théorie. Au sujet des causes qui ont pu produire la syphilis
dans les Antilles, il rapporte sérieusement des faits tels que
ceux-ci : l'alimentation des Indiens avec la chair d'un lé-
zard, l'iguane ; l'action virulente du flux menstruel, des
vésicants appliqués sur les organes génitaux, etc., etc.
Mais ce qu'on ne saurait trop lui reprocher c'est d'a-
voir rejeté, comme inexactes ou apocryphes, les opinions qui détruisaient son échafaudage, quand il ne
pouvait les récuser, d'avoir cherché à les affaiblir par des
raisonnements captieux ou bien de les avoir présentés
par lambeaux, insérant une phrase qu'il jugeait propice à
sa cause, laissant de côté celles qui pouvaient lui nuire,
et de ce tout informe tirant des conclusions contraires
souvent au sens qu'elles avaient réunies, dans les auteurs
originaux. Tout est tronqué, mutilé, les erreurs fourmil-

lent dans son livre, erreurs de dates, erreurs de faits, et
ces erreurs tombent juste sur les points qui sont en litige
et sur lesquels il a un intérêt évident à égarer l'opinion.
Cela fait peine de voir un homme éminent par ses con-
naissances vraiment encyclopédiques, torturer, tron-
quer les textes, escamoter les dates, les falsifier, pour
arriver à soutenir l'origine américaine. Bizarre effet de
l'idée préconçue de la passion, allant pour égarer l'opinion jusqu'à modifier l'histoire. On doit garder à Astruc
de la reconnaissance pour les recherches considérables
qu'il a faites, mais on ne peut pas, néanmoins, s'empêcher de le blâmer, car son historique est si bien agencée
que la lecture seule de son livre a suffi pour égarer l'o-
pinion de plusieurs générations de médecins et a répandu
même, parmi les gens du monde, l'idée de l'origine américaine. Je dirai la même chose de Girtanner qui soutint
avec acharnement les opinions de ses devanciers, il lutta
avec la plus grande énergie (10) contre Hensler, mais il
n'apporta aucune considération nouvelle, se bornant à
fournir des textes le plus souvent tronqués, insuffisants
à émettre des jugements dictés par la partialité seule Il
ne montra que peu de bonne foi dans la discussion et
l'entêtement d'un homme qui ne veut pas s'avouer vaincu.
— Deux savants remarquables furent opposés à J. Astruc et à Girtanner, ce furent Sanchez et Hensler. Sanchez (11) prouva que la syphilis ne pouvait avoir été importée d'Amérique en Europe, et qu'elle existait déjà dans
ce pays en 1493, particulièrement en France et en Italie.
Il chercha par tous les moyens possibles à établir de plus
que cette affection était née spontanément en Europe par
une épidémie.

Cl. Hensler (12) est supérieur à ses devanciers et sa
méthode historique est plus rigoureuse que celle de

Sanchez. Il démontra clairement que la syphilis est aussi ancienne que le libertinage, que les symptômes syphilitiques étaient connus longtemps avant l'époque où l'on place l'invasion de la maladie. Il a établi judicieusement qu'elle ne vient pas d'Amérique et qu'un bon nombre des témoignages qu'on lui opposait étaient ou faux ou mal interprétés. Arneman (13) vint au secours de Girtanner et cita à cet effet des arguments tirés de recueils anglais, mais il garda ses biens pour lui et ne prouva pas ce qu'il avançait. Avec lui se termine la liste des fondateurs de la théorie américaine dont nous venons de raconter en détail l'établissement. On l'a remarqué, au début cette hypothèse fut émise timidement, en quelques mots, sans précision aucune, sans assertion positive, mais peu à peu, à mesure que les témoins oculaires disparaissaient, on devint plus affirmatif, on avait besoin d'excuser les crimes commis au delà des mers et on n'était pas fâché de se débarrasser de la responsabilité d'avoir donné naissance à cette affection. Dans le principe, l'Italie la disait française ou espagnole, l'Allemagne, italienne ou française; en France, on l'appelait le mal de Naples ; l'origine américaine absolvait tout le monde, aussi cette opinion ne manqua ni de sectateurs ni de prôneurs, surtout parmi les savants, parce qu'une maladie inconnue des anciens ne pouvait être que nouvelle et venir, à l'exemple de la lèpre, de la mentagre, de pays nouveaux, parce que là on avait découvert le gayac et que, suivant eux, le remède est toujours placé à côté du mal.

Tous ces renseignements amoncelés pour établir le développement de la syphilis au siége de Naples et la transmission américaine ne résistent pas à une critique historique rigoureuse. Si l'on consulte les historiens, les médecins ou les satiriques contemporains de l'expédition de Charles VIII, on est frappé immédiatement du peu de valeur des arguments invoqués par les partisans de ces deux opinions. Les historiens sérieux ne manquent pas à cette campagne malencontreuse du roi de France, et tout en s'en tenant aux récits des témoins oculaires, de ceux qui accompagnèrent pas à pas l'expédition, on peut suivre jour par jour les péripéties de la campagne. On a en effet la rare fortune de trouver parmi eux en première ligne un homme d'Etat, Philippe de Commines, merveilleusement placé pour connaître tous les détails de l'expédition, peu courtisan et d'une impartialité reconnue. Un seigneur, Guillaume de Villeneuve, dont les mémoires retracent avec fidélité les malheurs du duc de Montpensier laissé à Naples, puis tous les historiographes du roi, André de Lavigne, Guillaume de Jaligny, Pierre Desrey (de Troyes), etc.

Pour corroborer ces récits, nous avons ceux de deux chirurgiens militaires qui se trouvaient dans les rangs de l'armée vénitienne, sous les murs de Novarre; le journal de la ville de Rome d'Infessura, celui de Jean Burchard, enfin les lettres de l'Italien Pierre Martyre qui vivait en Espagne à la cour de Ferdinand et d'Isabelle. C'est après avoir médité ces auteurs et en les suivant servilement que je veux raconter succinctement pour rétablir les faits, l'expédition française de 1494 et examiner l'état sanitaire des soldats français et italiens aux différentes périodes de celle-ci. Je montrerai ensuite que la syphilis n'existait pas à Hispaniola quand Colomb y aborda, et quand même les soldats et matelots qui l'accompagnèrent y auraient pris cette maladie, ils n'eurent aucune communication avec les troupes que Charles VIII ramena en France.

Le roi de France franchit le mont Genèvre le 2 septembre 1494 (14) et arriva en triomphateur à Rome. André de Lavigne (15), secrétaire d'Anne de Bretagne, nous a raconté jour par jour toutes les péripéties brillantes de cette première partie de l'expédition. C'est une fête continuelle. Le courtisan ne néglige aucun des faits et gestes du roi. Ce ne sont que cortéges, qu'entrées triomphales, où piaffent les coursiers bardés de fer, où resplendissent au soleil les costumes brodés d'or, les aigrettes de pierreries des seigneurs, les armures étincelantes des hommes d'armes. Les populations enthousiastes s'écrasent sur le passage du prince pour le saluer de leurs vivats. Puis les visites aux basiliques, aux reliques précieuses ; l'admiration naïve pour les chefs-d'œuvre de l'antiquité qui peuplent Rome ; plus tard, pour les palais, les jardins somptueux et les richesses inouïes du roi de Naples. Comme Charles entrait dans Rome, le roi de Naples, Ferdinand II, en sortait et se rendait dans son royaume où il rassembla le plus de soldats qu'il put. C'étaient, pour la plupart, des condottières formés d'un ramassis d'Italiens et d'Allemands qu'on désignait sous le nom de Braciques du nom de Brachivo de Fortibraci leur capitaine. On comprend que pendant les vingt jours que le roi de France resta à Rome, Ferdinand ne put pas s'entendre avec le roi d'Espagne lié à ce moment à la France par un traité et recevoir des troupes venant de ce pays ; aussi n'avait-il sous ses ordres à cette époque aucun soldat espagnol. Laissant le château de Naples sous la garde d'une garnison allemande commandée par le marquis de Pescaire, il vint camper avec son armée à San Germano, lieu défendu par une petite rivière et par une montagne. Cette armée fit peu de résistance ; l'avant-garde française, commandée par le duc de Guise et le duc de Rieux suffit pour la mettre en déroute. Ferdinand s'enfuit aussitôt à Capoue, puis à Naples; trouvant son peuple révolté, abandonné de ses soldats, il gagna précipitamment l'île d'Ischia et de là se rendit près de son père en Sicile. Il n'y eut pas une lance à rompre. Les valets de l'armée allèrent dans Naples marquer à la craie les maisons que devaient habiter leurs maîtres, 22 février 1494 (16). — Les Allemands qui défendaient le château de Naples essayèrent de résister, Pescaire s'enfuit quand il vit placer de l'artillerie devant le château. Les soldats abandonnés ouvrirent immédiatement leurs portes, sous promesse que les richesses renfermées dans le château leur appartiendraient. La Calabre, l'Abruzze et la Pouille, sauf trois ou quatre villes, se livrèrent sans combat, l'expédition avait duré quatre mois et dix-neuf jours.

Il est inutile de discuter maintenant sur les maladies qui parurent au siége de Naples, il n'y eut pas de siége de Naples! Laissons à Fallope, à ceux qui l'ont suivi, la responsabilité de leur relation fantaisiste ou de leurs fables inventées à plaisir. — Pendant que Charles VIII passait son temps dans les fêtes et mécontentait les seigneurs napolitains qui, déjà, avaient oublié les vexations et les crimes horribles dont s'était souillée la maison d'Aragon depuis Alphonse I⁰ʳ, Ferdinand, de sa retraite en Sicile, manœuvrait pour reconquérir son royaume et sut intéresser le roi d'Espagne à sa cause. Celui-ci envoya d'abord quelques caravelles en Sicile avec quelques soldats pris parmi ceux qui avaient combattu dans les années précédentes contre les Maures. Ces derniers, sous les ordres de Gonzalve de Cordoue, s'avancèrent peu à peu vers le royaume de Naples. Ils passèrent en Calabre, et au mois de mai 1495, ce capitaine était campé à Granatenzia avec une petite armée de cavaliers et de fantassins espagnols (17). Il occupa bientôt la ville de

Reggio, mais il fit peu de progrès jusqu'au départ de Charles VIII qui eut lieu en juin 1495.

Il y avait peut-être dans les rangs de cette petite armée espagnole des mercenaires qui avaient fait le premier voyage de Christophe Colomb, quoiqu'il soit plus croyable qu'ils se soient rembarqués pour faire le deuxième et le troisième voyage, soit avec cet amiral, soit avec son frère; ces détails ont du reste peu d'importance; ce qui est avéré, c'est qu'il n'y avait à Naples aucun soldat espagnol quand l'armée française s'en empara, c'est que les troupes que Charles VIII ramena en France ne purent matériellement avoir aucun rapport avec celles de Gonzalve de Cordoue. Ce capitaine se tenait en Sicile, et quand il vit les Français sur le point de battre en retraite, il passa en Calabre, où il attendit le moment de propice pour fondre sur le royaume de Naples. Ceci se passait quatre mois après la prise de la ville.

Charles VIII laissant Gilbert de Montpensier avec 11,000 hommes à Naples et quelques faibles garnisons dans les autres villes du royaume, prit le parti de regagner la France. Ici commencent les désastres de l'expédition. On souffrait de la fatigue, de la faim, on n'osait toucher aux aliments qne fournissaient les Italiens, on les croyait empoisonnés. On franchit à grand'peine la chaîne de l'Apennin, et au revers de la montagne, on découvrit dans la vallée du Taro l'armée des Confédérés, forte de 25,000 hommes. Pour s'ouvrir un passage il fallut livrer bataille près de Fornoue (6 juillet 1495). Ce fut une victoire, mais une victoire qui coûta plus que certaines défaites. Pendant le combat les troupes étrangères de la république de Venise se jetèrent sur les bagages de l'armée française et les pillèrent. Il y avait six mille sommiers chargés d'un immense butin, des bagages de toutes sortes, ils ne laissèrent pas même de tentes pour abriter les soldats.

Il faut lire dans la relation que nous en a laissée Benedetti, les misères qui suivirent cette victoire. A peine la bataille terminée, une nuée de pillards qui s'étaient cachés pendant le combat sortirent de leurs retraites, envahirent le champ de bataille, dépouillèrent les morts et les blessés, laissant ceux-ci nus, étendus sur le sol, quelques-uns cloués dans le sang. Tout fut leur proie jusqu'aux harnais des chevaux, jusqu'aux débris abandonnés par les mercenaires vénitiens.

Les blessés qui vivaient encore demandaient des secours de toutes leurs forces ; accablés par la faim, la soif et la perte de leur sang, ils suppliaient qu'on vînt les achever. Emus de pitié, les Vénitiens en firent porter 125 dans leurs camps et là les firent soigner par leurs médecins aux frais publics. Quelques-uns avaient les mains ou les pieds coupés, d'autres avaient le ventre ouvert et perdaient leurs intestins; un certain nombre, dont le cerveau était à nu, mouraient.

En quittant Fornoue, l'armée française en retraite abandonnait ses morts qui restaient sans sépulture sur le bord des chemins, des blessés qui rendaient le dernier soupir, ou devenaient la proie des bêtes fauves ou étaient massacrés par les paysans. Pour comble de malheur, des pluies torrentielles se mirent à tomber, les chemins détrempés par elles entravaient la marche, il fallait cinquante chevaux et autant de pionniers pour traîner une pièce d'artillerie. Sans bagages, sans abri, au milieu d'une population ennemie qui cachait les vivres, sous des pluies d'orage, l'armée marchait sans trêve ni repos. Aux pluies succédèrent les chaleurs les plus intenses et une grande sécheresse ; aussi en traversant le Milanais on eut à souffrir toutes les tortures de la soif. J'ai vu, dit l'historien (19), « la soif si grande qu'un monde de gens de pied beuvoient aux fossez de ces petites villettes où nous passions. Nous faisions grandes traites et longues, et beuvions eau orde, et non courante, et pour boire se fouroient dedans jusqu'à la ceinture. »

On arrive dans le duché de Montferrat en pays ami, et à Asti l'armée s'arrête, on distribue des vivres. Vers la fin de septembre 1495 les troupes campèrent près de Verceil. Mais déjà les fièvres intermittentes et la dysentérie les décimaient.

L'automne s'annonçait pluvieux et malgé cela les soldats sans tentes et sans pavillons y restèrent trois mois. Trois mois qui furent désastreux ; mal nourris, couchant sur le sol humide dans une plaine basse, coupée par une rivière et sillonnée de fossés profonds qui devinrent rapidement fangeux, les Français mouraient par centaines, les Allemands résistaient un peu mieux.

La dysentérie (peut-être le typhus) n'épargnait personne, pas même les seigneurs logés dans la ville, et parmi eux, François de Bourbon, comte de Vendôme, tout jeune encore, et qui venait d'arriver de France, fut emporté en quelques jours. Il est à regretter que les médecins qui suivaient l'armée ne nous aient pas donné de détails sur l'état sanitaire des troupes à cette époque de la campagne ; cependant, outre ceux des grands seigneurs, la maison du roi comptait cinq médecins et plusieurs chirurgiens (20).

Nous n'avons pas encore parlé du duc d'Orléans que Charles VIII, en partant pour son expédition, avait laissé dans la haute Italie. Il ne réussit pas dans sa lutte avec le duc de Milan et fut obligé de s'enfermer dans Novarre, sans avoir pris soin de bien s'approvisionner. Les troupes du duc de Milan, avec des soldats envoyés par l'empereur, campèrent à une demi-lieue de là et tinrent la ville assiégée toute la durée de la campagne. Après la bataille de Fornoue, cette petite armée fut renforcée par les troupes vénitiennes. Il se trouva donc sous les murs de Novarre outre les condottières du duc de Milan, deux mille Allemands, mille lansquenets et une partie de l'armée des Vénitiens composée d'un ramassis de mercenaires levés dans leurs possessions de l'Archipel, en Roumanie et en Albanie, bons cavaliers, plus aptes au pillage qu'au combat et qu'on désignait sous le nom générique d'estradiots ; à eux se joignaient des soldats qui avaient fait les guerres de Candie et de Chypre. Mais, on le remarquera, il n'y avait et il ne pouvait y avoir de soldats espagnols, ni de mercenaires qui eussent été en relation avec eux.

Les détails de ce siège sont horribles, tous les fléaux semblèrent s'être réunis sur les assiégés et les assiégeants. Philippe de Commines nous a donné quelques renseignements sur les misères des soldats enfermés dans Novarre ; les médecins qui se trouvaient dans l'armée confédérée, Pierre-François de Mantoue, André de Novarre, Marcello de Cumes et Alexandre Benedetti, spécialement les deux derniers, nous ont transmis les plus précieux détails sur l'état sanitaire de l'un et l'autre parti. Alexandre Benedetti ou Benedicti doit nous arrêter un instant ici. C'était un des hommes les plus instruits de son temps. Il fit les guerres de Candie et de Chypre au service des Vénitiens, séjourna longtemps dans le Péloponèse ; revenu à Padoue, il disséqua un grand nombre de cadavres humains, et tout en respectant le joug de l'autorité, il savait voir et juger par lui-même. C'était certes un clinicien expérimenté ; nous en avons une preuve marquante dans une consultation détaillée qu'il rapporte dans sa relation du siège de Novarre et qu'il rédigea pour le comte Petillano qui avait reçu sous les murs de cette ville une balle dans le flanc droit. C'était donc un homme qui savait beaucoup, qui avait beaucoup vu, ayant vécu longtemps dans les armées du temps, était très-apte, par conséquent, à juger ce qui se passa dans le siège que nous voulons raconter.

Après la bataille de Fornoue, il suivit le chef vénitien Barbatico sous les murs de Novarre, il y séjourna toute la durée du siége, et nous lui devons une histoire des plus précieuses de la fin de cette campagne, qu'il raconte en témoin oculaire et en médecin (21). Il donne aussi une étude sur la syphilis dans son grand traité (22) commencé en 1483, terminé suivant les uns en 1493, suivant d'autres en 1497. — La famine était arrivée à son comble dans Novarre, les convois de vivres envoyés d'Asti, de Verceil étaient interceptés en route. Les assiégeants savaient par des transfuges ou par des messagers faits prisonniers en sortant de la ville, que la garnison était décimée par les fièvres, le flux et la famine. Le duc d'Orléans avait la fièvre quarte et sortait de son lit pour monter à cheval, parcourir la ville, exhorter ses troupes et empêcher les révoltes. On mangea les chevaux, puis on dévora les choses les plus immondes. Les rues étaient bordées de gens à demi-morts qui demandaient à manger.

Leurs plaintes, dit le conteur, frappaient inutilement les oreilles, il en mourait tous les jours un grand nombre. Dans le camp ennemi on n'était pas plus heureux; à des chaleurs torrides avait succédé un automne pluvieux. Des pluies torrentielles avaient rendu les environs de la ville marécageux; mal abrités et mal nourris, les cavaliers et les fantassins furent pris de fièvres et de dysentérie avec ténesme. Tout cela causé par *l'encombrement et la subite mutation de l'air qui était devenu froid et humide*. Peu d'Italiens cependant succombèrent, mais en re-

vanche beaucoup d'Allemands. Car , ajoute Benedetti,
cette race , dans l'ardeur de la fièvre , ne s'abstient
pas de vin. Ceux , du reste, qui eurent recours aux
médecins en réchappèrent. Le général en chef lui-même,
accablé de fatigues , fut saisi par le froid des nuits et
fut pris d'un flux de ventre. Ce n'était pas tout, ce qu'il
y eut de plus pénible, ce fut de voir l'horrible état dans
lequel étaient les chevaux. Tout était plein de leurs
cadavres; les continuelles gardes de nuit et la faim le jour
les avaient vaincus. Ils étaient tellement tourmentés par
les mouches, que, méprisant le pâturage, ils se couchaient
par terre. Il en périt 2,000. Je regrette pour ma part que
Benedetti ne se soit pas plus étendu sur la description des
accidents qui causèrent la mort des chevaux de l'armée
vénitienne ; car, d'après les simples paroles qu'il en dit,
il est certainement impossible de savoir si ces chevaux
succombèrent à la morve ; tout ce qu'on peut présumer
en considérant leur grande mortalité et surtout l'incom-
modité si grande produite par les mouches, c'est qu'ils
étaient atteints d'une éruption de pustules farcino-mor-
veuses ulcérées. C'est probablement à cette épidémie
chevaline, sous les murs de Novarre, qu'il faut rapporter
ce que Beau a écrit d'une épidémie semblable racontée
par Lafosse (23). Ce dernier fait remonter l'origine de la
morve en Europe à l'année 1494 , au siége de Naples
après l'arrivée des Espagnols. Or il n'y eut point de siége
de Naples ni d'Espagnols à Naples en 1494, et Parazzez,
auteur introuvable, qui, dit-il, assista à ce siége, et sur
lequel il se fonde, a voulu en imposer au public. La morve
n'a pas plus été importée d'Amérique en Espagne, et de
là en Italie , que la syphilis. Ce qui a donné lieu à cette
version a pour seule origine l'épidémie que raconte Benedetti , épidémie développée spontanément dans les

plaines humides qui entourent Novarre, à la suite de fatigues énormes et d'une alimentation que les pluies
d'orage avaient viciée.

Voici encore d'autres renseignements aussi précieux;
ils sont fournis par Marcello de Cumes, connu par les observations (24)qu'il avait écrites en marge d'un exemplaire
de la chirurgie de Pierre d'Argellata. Il avait fait aussi la
guerre contre les Turcs et dans ses nombreuses pérégri-
nations avait acquis une grande expérience :

« En 1495, écrit-il, quand j'arrivai au camp de No-
« varre avec les hommes d'armes des seigneurs vénitiens
« et des seigneurs milanais, je vis plusieurs cavaliers et
« fantassins qui souffraient de pustules à la face et par
« tout le corps ; elles commençaient communément sous
« le prépuce ou en dehors du prépuce par de petites vé-
« sicules comme des grains de millet, ou dans la cou-
« ronne du gland ; elles produisaient un certain degré de
« cuisson et s'étaient développées sous l'influence céleste
« et par l'ébullition des humeurs... Quelquefois une pus-
« tule se développait par une petite vésicule sans douleur,
« mais avec démangeaison. Ils se grattaient et elle s'ul-
« cérait comme le prurigo exedens. Quelque temps après
« les soldats tombaient dans la plus grande détresse, car
« il leur survenait des douleurs dans les bras, les jambes,
« les pieds, avec de grosses pustules répandues çà et là.
« Tous les médecins les guérissaient avec difficulté ; moi
« je commençais par une saignée à la saphène, quelquefois
« à la basilique, je procédais ensuite avec des digérants,
« des purgatifs, enfin par des onctions dans les lieux né-
« cessaires, et les pustules duraient sur la face, comme
« les lépreuses ou les varioleuses, pendant une année et
« plus quand on ne les traitait pas. »

Ailleurs il ajoute : « J'ai vu un homme qui avait des

« *caroli* à la verge à la partie interne du prépuce qui
« était gonflé et ne pouvait plus être ramené en arrière. »

Il dit encore un peu plus loin : « Les ulcères de la verge
« arrivent le plus souvent ou parce qu'on a eu des rap-
« ports avec une femme qui avait ses règles, ou parce
« qu'elle était infectée. »

Je pourrais multiplier ces citations et rapporter les observations où il traite des abcès de l'aine, du bubon, des
ulcères de l'aine, de la corrosion consécutive à certaines
pustules de la verge, des ulcères de cet organe chez un
individu qui en avait également à la luette, au palais et
à la langue. Mais je crois que j'en ai cité assez pour
montrer que la syphilis existait dans l'armée confédérée ;
que la morve ou le farcin avait pu se communiquer des
chevaux aux hommes, que l'éruption pustuleuse et les
douleurs vagues qu'il décrit se rapportent assez bien aux
éruptions et aux douleurs musculaires de la morve aiguë ;
mais que l'absence de l'angioleucite, de l'érysipèle phleg-
moneux avec phlyctènes, du jetage, des accidents généraux, des plaques gangréneuses de la peau qu'il n'aurait
pas manqué d'observer ne permettent pas de reconnaître
dans sa description la morve aiguë, pas plus que le
farcin qui avec des pustules, des angioleucites souvent
suppuratives, des abcès d'aspect spécial tendant vers
l'ulcération, offre des symptômes généraux très-graves.

La durée des accidents peut-elle faire croire au farcin
chronique ? Pas davantage parce qu'il manque, pour le
caractériser, l'angioleucite, les abcès d'aspect spécial et les
ulcères consécutifs. — D'un autre côté, le point de départ
des pustules, qui commençaient aux organes génitaux,
leur durée, les douleurs vagues concomitantes, leur situation et leur guérison par les onctions, les rapprochent de quelques-unes des manifestations cutanées de

la syphilis. On pourra encore dire, en faveur de cette
dernière opinion, que ces accidents avaient été observés
dès le début du siége, à une époque où les chevaux
n'étaient pas encore malades. La vérité se trouve peut-
être des deux côtés, et je crois que l'on peut dire sans
trop s'avancer que la syphilis et la morve faisaient des
ravages dans cette armée, que les accidents de ces deux
maladies, qui n'avaient pas encore été étudiées, ont été
souvent confondus ou rapportés par les témoins oculaires
aux diverses affections auxquelles ils ressemblaient le
plus et considérées comme autant de maladies particulières. Quoi qu'il en soit, il est bien établi que cette armée
composée d'Allemands, de Milanais et de soldats vénitiens
qui venaient de combattre contre les Turcs, avait sé-
journé dans la haute Italie depuis l'époque où elle avait
été rassemblée, c'est-à-dire depuis le début de la campagne,
et n'avait pu matériellement avoir de rapports avec l'armée de Gonzalve de Cordoue. — Il est possible aussi,
comme le pensent quelques auteurs, que les deux armées
aient été décimées par le typhus; cela est d'autant plus
croyable, qu'il y avait parmi les assiégeants des soldats
qui arrivaient de Chypre, où le typhus était endémique.
Il se peut qu'il ait été confondu dans ces affections fébriles
avec flux qui causaient une si grande mortalité. Il y eut
peut-être aussi des érysipèles, de la pourriture d'hôpital,
comme on l'a encore prétendu. Mais les médecins d'alors
n'en parlent pas. Ils signalent seulement des fièvres intermittentes et des dysentéries avec ténesme. — Je
pourrais apporter encore l'autorité de Benedetti pour
montrer que la syphilis existait dans ce ramassis de
mercenaires, car il avait bien vu qu'il avait eu affaire à
une maladie générale, caractérisée par des ulcérations du
pénis, des manifestations cutanées et des douleurs noc-

turnes, mais je me réserve de développer plus loin ses idées.

Pendant tous ces désastres on traitait des conditions de la paix ; elle fut enfin signée, et la garnison française put sortir de Novarre, mais dans quel état ? Le duc d'Orléans avait perdu deux mille hommes morts de faim et de maladies.

Les autres étaient si maigres, si affaiblis, qu'ils semblaient plus morts que vifs. Sortis de la ville pour regagner l'armée, ils ne pouvaient avancer, se couchaient ou tombaient le long des chemins. Philippe de Commines donna un écu à cinquante d'entre eux qui étaient couchés dans un jardin et leur fit apporter de la soupe. Parmi ceux-là ils n'en mourut que cinq en parcourant les six lieues qui séparaient Novarre de Verceil. Tous ceux qui atteignirent Verceil furent secourus, mais il n'en périt pas moins trois cents sur les fumiers de la ville. — Montpensier qu'on avait laissé à Naples fut plus malheureux encore, s'il est possible. Le roi l'avait totalement oublié et rentrait à Lyon au commencement de décembre 1495, où il resta deux mois. Le duc, après une lutte désespérée, fut obligé de se rendre avec ses soldats au roi Ferdinand. Comptant sur la foi de ce dernier, il s'embarqua, le 12 ou le 14 août 1496, avec trois mille fantassins et deux mille cavaliers, sous promesse d'être ramenés en France. A peine embarqués, on les conduisit dans l'île de Prusse ; puis, par l'ordre du roi de Naples, ils furent enchaînés sur des galères. L'entassement, la chaleur, la famine, déterminèrent des maladies qui en firent périr un très-grand nombre. Montpensier succomba un des premiers ; les uns disent par le poison, d'autres, par l'effet des fièvres. Il faut parcourir les mémoires de Guillaume de Villeneuve (25) pour se faire une juste idée des tortures auxquelles on soumettait ces malheureux, et encore lui, dont on espérait rançon, fut un des privilégiés. Pendant les quatre mois qu'il fut captif sur une galère, il restait quelquefois huit jours sans manger de pain, et quand on lui en donnait, il était presque pourri; il mourait de soif, réduit qu'il était à boire de l'eau de pluie. Quand il rentra en France et parut à Lyon devant le roi avec sa grande barbe grise, son visage hâlé, couvert de haillons, avec un carcan de fer au cou pesant cinq livres, il produisit la plus grande impression. — Il mourut 3,500 hommes dans cette captivité qui dura au moins six mois. Les renseignements sont très-vagues sur les affections qui les décimèrent. Les historiens disent que c'était une fièvre continue avec flux, épidémique, car le roi de Naples lui-même en fut pris et en mourut rapidement. C'était probablement le typhus. — Sur 1,300 Suisses, il n'en revint que 300 et dans quel état! Commines qui les vit à leur retour en France, dit : « Ils montraient bien, à « leurs visages, qu'ils avaient beaucoup souffert et tous « étaient malades, et quand ils partirent des navires pour « un peu prendre l'air, on leur haussait les pieds. »

Voilà donc les hommes qui furent pendant cette campagne en contact avec les soldats espagnols, voilà donc ceux qui, en quelques jours à peine, devaient propager la syphilis en France, en Allemagne et en Angleterre. En vérité, cela n'est pas croyable. — Mais précisons les faits, ils revinrent en France dans le courant de l'hiver 1496, et dans l'état où ils étaient ils ne purent gagner Paris avant le mois de mars 1496; en admettant qu'ils se soient rendus dans cette ville, ce qui est au moins douteux, le roi n'y étant pas, pendant l'année 1496, allant de Lyon à Moulins et de Moulins à Tours, il n'est pas possible que, en si peu de temps, ils aient infecté non-seulement à Paris, mais encore dans beaucoup d'autres lieux, un assez grand nombre de personnes pour que le Parlement ait pris un arrêté, portant règlement sur le fait des malades de la grosse vérole, en date du 6 mars 1496, dont je copie seulement le premier article (26) :

« Aujourd'hui sixième mars, pour ce qu'en cette ville « de Paris, y avoit plusieurs malades de certaine maladie « contagieuse, nommée la *grosse vérole*, qui puis deux « ans en ça a eu grant cours en ce royaume, tant de ceste « ville de Paris, que d'autres lieux, à l'occasion de quoi « estoit à craindre que sur ce printemps elle multipliast, « a esté advisé qu'il estoit expedient y pourveoir. » La maladie était donc disséminée en France depuis deux ans, en 1496, et avait un nom particulier, ce sont des faits bien établis par l'arrêt. Ce qui permet de dire que la maladie existait déjà en France en mars 1494, époque à laquelle nous avons vu que l'armée de Charles VIII, depuis cinq mois en Italie, venait d'entrer triomphalement à Naples. Il n'y avait encore eu aucun malheur, point de ces maladies qui désolèrent la fin de la guerre, l'Espagne n'avait point encore envoyé de soldats en Italie, car ses navires n'abordèrent en Sicile que deux mois plus tard (fin d'avril 1495). Je sais bien qu'Astruc a su tellement grouper les dates et les modifier qu'on pourrait s'y laisser tromper. Il commence par faire rentrer Charles VIII à Paris au mois d'octobre 1495, après un séjour de quelques mois à Lyon. Ce premier point est faux et la date erronée. Au mois d'octobre 1495, Charles VIII était campé à Verceil dans le duché de Montferrat, et allait de Verceil à Asti et à Turin avec les seigneurs de son entourage. Il attendit là, jusqu'à la fin de novembre, la conclusion du traité, puis se rendit à Lyon où il séjourna deux mois, c'est-à-dire jusqu'à la fin de janvier

1495. Il est donc bien clair que le roi Charles quitta Lyon deux mois avant la fin de 1495 et que (27) l'arrêt fut rendu vingt jours avant la fin de 1496, puisque l'année 1497 commençait le 26 mars, jour où tombait Pâques. L'arrêt fut donc promulgué un an un mois et dix jours après le retour du roi, ce qui est loin de faire *au moins deux ans* comme le dit l'arrêt.

J'insiste sur ce point, parce que Astruc, à l'aide de son petit calcul, trouve dix-huit mois et même vingt mois et ajoute : « C'est pourquoi on avait raison de dire que cette « maladie se faisait sentir depuis deux ans, rien n'étant « plus ordinaire que de compter l'année commencée pour « une année finie. » Mais l'arrêt est explicite : il dit carrément deux ans au moins, et de plus il signale l'extension de la maladie en dehors de Paris, dans d'autres provinces, et s'il n'y avait eu que depuis le retour des soldats d'Italie, il aurait dit bien plutôt un an que deux, puisqu'il n'y avait que treize mois que ce retour s'était effectué et que, pour rendre son arrêt comprenant dix articles sans compter un préambule étendu, le Parlement, qui n'avait procédé qu'après une enquête et qui mettait alors dans ses actions une lenteur interminable, avait peut-être mis au moins un mois à se renseigner pour ne rien avancer à la légère. — On doit se demander maintenant : y avait-il dans l'armée de Gonzalve de Cordoue des soldats ayant accompagné Christophe Colomb dans son premier voyage ? S'il y en avait, avaient-ils pu contracter la syphilis à Hispaniola ?

A ces deux parties de la question je réponds immédiatement par la négative et je le prouve par le témoignage des contemporains. En première ligne, par celui de Pierre Martyre. C'était un Italien d'un rare mérite ; venu de Rome en Espagne en 1487, il vivait à la cour de Ferdinand et d'Isabelle et fut nommé, en 1492, directeur de l'école établie par la reine pour la jeune noblesse de Castille. Lié d'amitié avec presque tous les hommes remarquables d'Italie et d'Espagne, lettrés ou capitaines, il correspondait régulièrement avec eux, les entretenant de tout ce qui se passait d'intéressant à la cour d'Espagne et de tous l's événements politiques de son temps. Ses lettres, au nombre de 813, toutes datées, commencent en 1487 et s'étendent jusqu'aux premières années du XVIe siècle, on en compte à peu près vingt-cinq ou trente par années. Il a raconté aussi (28) dans une histoire détaillée les découvertes maritimes de Christophe Colomb, histoire écrite, comme il nous l'apprend lui-même, d'après des notes fournies par Christophe Colomb et les documents les plus authentiques. Christophe Colomb parti de Palos dans les premiers jours d'août 1492 avec trois vaisseaux montes par 240 Espagnols, le 11 octobre, il découvrait les Lucayes, puis Cuba et Hispaniola, ou Ophiria comme elle fut d'abord appelée. Ce fut un enthousiasme parmi la flotille, et cet enthousiasme est partagé plus tard par l'historien. Ils trouvèrent, dit-il, des peuples qui vivaient dans l'âge d'or, point de fossés, point de clôtures, point de livres, point de lois, les hommes sont complétement nus, les femmes à peine vêtues d'une bande d'étoffe. Malgré cela, leurs mœurs sont honnêtes. Puis il entre dans le détail des productions du sol, dans la description des forêts immenses, des animaux qui les habitent, etc. — Colomb laissa trente-huit de ses compagnons à Hispaniola et se rembarqua pour l'Espagne avec dix Indiens. Une tempête le força de relâcher le 6 mars 1492, à l'embouchure du Tage ; enfin le 13 du même mois, il débarquait à Palos avec quatre-vingt-deux soldats et neuf Indiens, il en était mort un dans la traversée.

Accompagné de quelques hommes de son équipage et de six indiens il alla à Séville et de là il traversa toute l'Espagne pour se rendre à la cour qui était alors à Barcelone. Il n'y arriva qu'à la fin d'avril ou même un peu plus tard car P. Martyre raconte sa réception par le roi et la reine dans deux lettres écrites probablement aussitôt après, l'une au comte Tendilla et l'autre au vicomte Ascagne Sforza, datées toutes deux des ides de septembre 1493. — Après leur avoir raconté l'expédition d'après le récit de Colomb lui-même, il insiste sur l'innocence des habitants, sur leur nudité, leurs mœurs honnêtes, il vit les Indiens, les examina curieusement, et certainement s'ils avaient été couverts de pustules ou d'ulcères comme on a bien voulu le dire, il n'aurait certes pas manqué de le rapporter.

Les compagnons de Colomb et ceux qui étaient restés à Palos se rembarquèrent avec lui lors de son second voyage, dans lequel il aborda à Hispaniola le 4 des nones de février 1493. Il en repartit le 5 mai 1494, laissant son frère B. Colomb à la tête d'une petite armée (29). Quand l'amiral fut parti, toute cette troupe d'aventuriers n'eut plus de frein, elle se souilla de tous les crimes, le vol, le meurtre, le viol, les débauches les plus honteuses révoltèrent, dit l'historien, les Indiens qui finirent par se soulever. Il est possible que la syphilis se soit alors propagée chez les Indiens outre mesure ; mais, s'il faut absolument penser que cette maladie a été importée par l'un ou l'autre peuple, je suis plus porté à croire que ce sont les Espagnols qui l'ont transmise aux naturels d'Hispaniola que ceux-ci aux Espagnols. Car les compagnons de Christophe Colomb étaient composés d'un ramassis d'aventuriers qui, certainement au moins pour quelques-uns, l'avaient emportée d'Espagne où elle était déjà commune depuis longtemps comme nous le montrerons plus loin.

Remarquons aussi que ces événements se passaient vers la fin de 1494 et en 1495, par conséquent, pendant la guerre d'Italie, et que ces soldats qui se souillaient alors de tous les crimes ne purent pas prendre part à la campagne de Gonzalve de Cordoue : certainement s'ils faut choisir entre les détails qui nous sont fournis par P. Martyre, contemporain témoin véridique de tout ce qui se passa à ce sujet en Espagne, et qui, comme nous le verrons, connaissait très-bien la syphilis, et l'historien Oviedo, je n'hésite pas, je me range du côté de P. Martyre qui est impartial et qui n'avait aucun intérêt à farder la vérité.

Quel fut en effet cet Oviedo y Valdez? Il avait 15 ans en 1493 et était page au service de Don Juan, infant d'Espagne ; il se trouvait à Barcelone lorsque Ch. Colomb revint de son premier voyage et à Burgos quand il revint du second. Après une vie des plus accidentées, il passa en 1513 en Amérique; revenu en 1515, il retourna à Hispaniola et n'en revint qu'en 1525, ce fut alors qu'il écrivit son *Abrégé de l'histoire des Indes* où il institue l'origine américaine de la syphilis, il avoue lui-même qu'il avait écrit son ouvrage de mémoire parce qu'il avait laissé tous ses papiers à Saint-Domingue. Il ne peut être, vu sa grande jeunesse, en 1493, regardé comme un contemporain digne de foi du retour de la première expédition, et quant à son premier voyage il date déjà de vingt et un ans après la découverte du nouveau monde, et Dieu sait ce qui s'était passé dans ces contrées dans ce laps de temps. Craignant d'être puni de ses exactions, il essaya de se justifier aux yeux de Charles-Quint en peignant les Indiens comme un peuple méchant, dissolu, livré aux vices les plus horribles. Antoine de Herrera, historien qui mé-

rite la plus haute considération, lui reproche ses basses
flagorneries et Barth. de Las Casa, auteur aussi digne de
foi que le précédent, qui vivait en Amérique en même
temps qu'Oviedo, traite son histoire de fausse et d'exé-
crable. Je sais bien qu'il s'appuie sur le témoignage de
Pierre Margarit qui conduisit une expédition à Hispaniola
à la fin de 1494 et qui y prit la syphilis. mais probablement c'était celle qu'avaient transmise les Espagnols qui
vivaient dans cette île depuis deux ans. La version de
Falloppe n'est pas plus digne de foi, il n'avait même pas
consulté les historiens sérieux. Il fait durer deux ans le
premier voyage de Ch. Colomb qui ne dura guère que six
mois et demi et passe sous silence le second voyage de
l'amiral. Astruc a une façon spéciale de raconter ces expéditions maritimes ; il fait aborder Colomb pour la seconde
fois à Hispaniola, le 27 novembre 1493, quand il est avéré
qu'il n'y aborda qu'en février 1493, il le fait rester aux
Antilles quand il est positif qu'il en repartit le 5 mai 1494.
Enfin, il le fait rentrer prisonnier en Espagne le 10 juin
1496, passant ainsi sous silence le troisième voyage de
l'amiral qui en réalité ne fut ramené chargé de chaînes
qu'en 1498.

Comme dernier témoignagne en faveur de l'opinion
que je soutiens, j'invoquerai le traité de Villalobos imprimé en 1498 à Salamanque (30). Cet auteur était bien
placé pour connaître l'origine américaine de la maladie,
il devait pouvoir se prononcer sûrement sur ce point ; eh
bien, il ne la mentionne même pas et se rattache à l'opinion des maîtres italiens.

§ III.

Quand on veut se rendre compte de l'état sanitaire de
l'Italie à la fin du xvᵉ siècle, on est frappé au premier
abord du concours de circonstances spéciales qui se réu-
nirent en particulieur dans la haute Italie jusqu'à Rome,
pour donner lieu aux maladies épidémiques que déterminent les grandes variations atmosphériques et la présence
d'une grande réunion d'hommes assujettis aux fatigues,
aux privations de la guerre ou aux misères de l'exil. Pendant trente années tout un monde de soldats de toutes
les nations passa sur ce malheureux pays et ne contribua
pas peu à l'extension et à la dissémination des maladies
contagieuses qui s'y développèrent. Tour à tour ce fut
une sorte de pleurésie qui ravagea la Péninsule, puis le
typhus, des ophthalmies contagieuses, une peste bovine,
et une foule d'affections qui déterminaient une mortalité
effrayante et que les écrivains englobent sous la dénomination générale de pestes. En 1492, depuis le commencement de l'année, une peste dépeuplait Rome, au mois
de décembre des pluies torrentielles firent déborder le
Tibre de plus de 12 brasses, chaque maison devint une
ile, les barques naviguaient dans les rues à la hauteur
des fenêtres. Le Rheno inonda de même les environs de
Bologne, le Pô à Mantoue et à Ferrare, l'Adige dans la
Vénétie, après avoir couvert la terre pendant plusieurs
jours, laissèrent en se retirant un limon qui se putréfia
et fit pourrir les moissons qui avaient déjà poussé des
racines. Une autre circonstance fâcheuse se surajouta à
celles-ci. Les Maranes venaient d'être vaincus (1) ordre leur
fut donné de sortir d'Espagne sous peine des plus affreux

supplices : 80,000 hommes de cette malheureuse nation gagnèrent l'Afrique, le Portugal, la France et surtout l'Italie. Dépouillés de tous leurs biens, privés de tous secours, il en mourait des milliers sur les routes, et selon Nauclerc il en périt de la sorte 30,000.

Nous voyons, dit P. Martyre, « ces misérables vaincus affaiblis par une guerre perpétuelle, assaillis par la famine, atteints de toute sorte de maux, pris en route d'une fièvre pestilentielle due aux fatigues et aux intempéries. »

En Italie, ils vinrent camper près de Rome, en dehors de la porte Appienne. La maladie dont ils étaient atteints se répandit rapidement dans la ville et y causa les plus grands ravages ; les personnages les plus éminents en furent pris et en moururent. On la désigna sous le nom de peste des Maranes. Elle dura plus d'une années, car elle y existait encore au mois d'avril 1494.

Quel était donc cette affection ? Aucun médecin ne nous en a laissé la description, et il est bien a regretter que Léon l'Hébreux qui accompagnait ces fugitifs, ne nous en ait pas donné la relation. Il faut s'en rapporter aux historiens, aussi on ne peut rien affirmer de précis à son sujet, les descriptions sont trop vagues, ou trop exagérées pour en pouvoir rien conclure (2). Elle se manifestait par des pustules purulentes du volume d'un gros lupin, répandues sur la surface du corps, par une démangeaison généralisée dans tous les membres, des douleurs vives, une fièvre violente, puis des croûtes et des tubercules. Cette maladie commençait par les organes génitaux des femmes et le gland des hommes ; bien plus, chez ceux qui se croyaient guéris on la voyait récidiver et répulluler comme au début ; chez les vieillards elle était incurable. Cette peste était venue d'Ethiopie d'abord en Espagne, était passée en Italie et en peu de temps avait envahi toute l'Europe.

Elle tourmentait fortement les jointures de quelques malades, d'autres étaient pris d'ulcères qui les corrodaient à la façon de la gangrène. Mais ce qui fut étonnant c'est que la violence de sa contagion se manifestait surtout aux organes génitaux après la cohabitation. — Cette affection contagieuse qui se rapprochait de la morve par ses terribles symptômes et de la syphilis par son mode de transmission, n'était pas bornée à la ville de Rome, car les descriptions qui précèdent appartiennent surtout à un jurisconsulte de Brescia et à un Génois. En janvier 1494 elle était à Venise, on y vivait dans une grande anxiété, on craignait que la ville qui, pendant plusieurs années, avait échappé à cette contagion n'en fût atteinte cette année-là. Déjà on répandait le bruit que quelques hommes étaient morts de cette peste, et cette nouvelle avait causé la plus grande terreur. Un peu plus tard, dans la même ville, les esprits sont encore plus troublés, le roi de France menace l'Italie et on craint qu'une si grande multitude de Français, se précipitant sur le pays, n'achève de vicier ce qui est à peine indemne de la maladie. Nous voyons cette dernière se développer en même temps en Allemagne et parcourir les bords du Rhin, la Franconie, la Bavière et la Suisse vers le mois d'août 1494 (3). Ces indications sont appuyées par les suivantes (4) : « Une peste « misérable et lugubre commença à cette époque d'abord « en Westphalie, dans la ville d'Osenbruge (1494), puis à « Brême et à Hambourg et se répandit dans les provinces. « Elle sévit tellement, en 1495, dans les Etats de Lu- « beck, de Wismaria, de Rostock, du Sund, de Gripeswald, « d'Anclam, en Dacie, en Poméranie, en Prusse, en Saxe, « que la plume se refuse à raconter ses ravages, beau- « coup de jeunes gens périrent et une grande quan- « tité de citoyens. »

Quelques écrivains ont pensé que ces épidémies meurtrières qui régnèrent en différents pays dans les années 1492, 1493, 1494 étaient la syphilis. Je crois qu'ils sont dans l'erreur, car la maladie française n'a jamais présenté l'ensemble de symptômes que j'ai rapportés plus haut et n'a jamais causé une semblable mortalité ; je me fonde pour émettre cette opinion sur les premiers médecins qui l'ont décrite et dont je rapporte les descriptions un peu plus loin. Tout ce qu'on peut dire c'est que, quelques-uns des accidents de la syphilis rendus plus graves par les circonstances concomittantes, ont pu être confondus avec ceux d'une affection épidémique conjointe, donnant plus rapidement la mort, Mais voici des arguments plus positifs, et c'est en s'appuyant sur eux que l'on peut dire que la syphilis était décrite suffisamment dans certains livres avant la guerre d'Italie et que, bien plus ce nom vulgaire de maladie française qu'on lui donnait alors en divers pays ne date pas de l'invasion de Charles VIII, mais lui est certainement antérieur. On a répété à satiété que ce nom était une vengeance des Italiens, qui voulaient ainsi rappeler que cette affection avait été importée chez eux par des Français, cela est faux, cette dénomination a été empruntée par les auteurs contemporains au langage vulgaire, et ils n'en savaient ni la cause, ni l'origine restée inconnue. — Nous lisons, dans le recueil des lettres de P. Martyre, une lettre bien faite pour établir ce que nous avançons. C'est la 67ᵉ du livre ii, fol. 25 ; elle est adressée à Arius Lusitanus professant les lettres grecques à Salamanque, et elle est datée en toutes lettre de Giennio des nones d'avril 1489. « Tu m'écris, lui dit-il, que la ma-
« ladie spéciale à notre époque, appelée en espagnol Bu-
« bas, par les Italiens *maladie française,* que les méde-

« cins nomment, les uns éléphantiasis, les autres autre-
« ment (qui appellationne hispanâ *Bubarum* dicitur, ab
« Italis *morbus gallicus* ; medicorum *elephantiam* alii, alii
« aliter appellant), s'est ruée sur toi. Tu es dans le plus
« grand accablement, tu proclames la gêne de tes articu-
« lations, la douleur de tes os, tu crie bien haut que les
« douleurs de toutes tes jointures sont intenses ; tu y
« ajoutes encore l'ulcération et la fétidité de ta bouche, tu
« implores la pitié avec la plus grande éloquence, tu te
« plains, tu lamentes, tu pleures, console-toi, etc., etc. »

Après cette lettre on comprendra facilement comment
il a pu se faire que J. Meursius (5) ait trouvé dans un
vieux fabliau grec barbare deux vers appliqués à une
prostituée qui est accusée d'avoir le mal français, désigné
par la locution φραντζαξειν. Il n'en faut pas douter, la syphilis était donc connue antérieurement à l'année 1494,
et désignée dans le vulgaire par un nom variant avec les
époques. Le témoignage de P. Martyre suffirait ; mais il
y en a d'autres appartenant à des littérateurs, ce qui
montre encore mieux la diffusion de cette maladie. Dans
les poëmes lascifs de Pacificus Maximus, qui datent de
1489, nous lisons une invocation à Priape des plus con-
cluantes ; le malade parle du triste état de ses organes
génitaux, des ulcères de sa bouche dont il sait très-bien
la provenance ; il cite la gonorrhée, les chancres du pénis, etc., etc. En France, les témoignages font défaut ; cependant les fabliaux graveleux ne manquent pas. Les contes
facétieux des xive et xve siècles traitent plus ou moins de
sujets lascifs ou satiriques, mais on n'y rencontre rien
qui fasse allusion à la syphilis. On a cité quelquefois la
deuxième des *cent nouvelles nouvelles*, qui parle d'un
certain mal de Broches ; mais ce mal de Broches n'est pas
autre que les hémorrhoïdes. J'en dirai autant des chro-

niques, même de celle de Jean de Troyes qui, fort sou·
vent dans le cours de son récit, témoigne de l'existence
fréquente de maladies épidémiques emportant des milliers de créatures. Villon (6) est assez explicite, et dans
ses vers, le plus souvent impossibles à citer, il mentionne
des lésions du pénis et de l'anus évidemment d'origine
syphilitique. Enfin, et je gardais cette preuve pour la
dernière, Fracastor, dans son grand traité des maladies
contagieuses (7), s'exprime ainsi : « Bien qu'il soit évident
« que la plus grande partie des mortels ait pris cette ma-
« ladie par contagion, il n'est pas moins certain qu'un
« grand nombre d'autres la contractèrent par infection.
« Il est impossible de croire, en effet, qu'en si peu de
« temps, la contagion qui, par elle-même, marche si len-
« tement et qui se communique difficilement, a pu par-
« courir un si grand nombre de pays après avoir été ap-
« portée par une seule flotte espagnole. Car il est constant
« qu'en même temps, ou presque en même temps, on en
« constata l'existence en Espagne, en France, en Italie,
« en Allemagne, et dans presque toute la Scythie. Sans
« aucun doute, ou la maladie est née spontanément,
« comme la fièvre pétéchiale, ou elle a toujours existé.
« Un barbier, notre ami, avait un livre manuscrit fort
« vieux renfermant des enseignements pratiques ; parmi
« des recettes éprouvées, il y en avait une ayant pour
« titre : Médicament contre la gale épaisse venant avec des
« douleurs de jointures. Le barbier, tout à fait au début
« de la nouvelle maladie, se souvenant du remède indiqué
« dans son livre, consulta quelques médecins, s'il devait
« se servir de ce remède dans cette nouvelle contagion,
« qu'il pensait qu'on devait comprendre sous le nom de
« gale épaisse ; mais les médecins ayant examiné ce
« remède, le proscrivirent avec violence. parce qu'il se

« composait de vif-argent et de soufre. Heureux s'il
« n'avait pas consulté ces médecins, il serait devenu riche
« par un gain incroyable. Mais il obéit et n'osa expéri-
« menter le médicament; plus tard il l'expérimenta, et
« l'ayant reconnu pour salutaire, il se plaignit amèrement
« de s'en être servi trop tard, lorsque les autres avaient
« accaparé tout le gain. D'où nous pouvons assurément
« juger que cette maladie française fut vue dans d'autres
« âges. »

Il est donc établi qu'avant 1496 les médecins confon-
daient la syphilis, les uns avec l'éléphantiasis, les autres
avec la lèpre, ceux-là avec l'asaphatum ou l'albotim des
Arabes. Ils connaissaient bien les lésions ulcéreuses des
organes génitaux, de l'anus, de la bouche, qu'ils voyaien
très-fréquemment; mais ils ne surent pas trouver le lien
qui les rattachait aux manifestations cutanées consécu-
tives, et encore moins aux lésions osseuses. Un peu plus
tard, quand des milliers de fugitifs Juifs ou Maures, de
soldats français, allemands, suisses, albanais, grecs, italiens et espagnols eurent parcouru la péninsule dans tous
les sens, la syphilis devint si commune, qu'ils purent
l'isoler facilement en ayant sous les yeux en même temps
les diverses phases de son développement. Ce ne fut pas
sans peine, ni sans discussions; les plus grands maîtres
d'alors prirent la parole; on se dit des duretés dans les
écoles. On perdit un temps précieux en discussions futiles, mais enfin on constitua une entité morbide nouvelle, qui fut néanmoins longtemps sans être acceptée par
tout le monde. Car ce qui nous paraît si simple aujour-
d'hui, présentait pour eux des difficultés inouïes. Ils
n'avaient pas, en effet, rassemblé tous les symptômes, et
ne savaient pas d'abord démontrer la filiation de ceux
qu'ils constataient. Pour eux la syphilis était caractérisée

par deux collections de signes, les affections cutanées et les douleurs ostéocopes nocturnes. Les anciens n'avaient point décrit de maladie qui présentât ces deux ordres de symptômes réunis ; on avait donc affaire à une maladie nouvelle. Pour en arriver là, on entassa écrits sur écrits, réfutations sur réfutations ; de longues années se passèrent avant qu'on eut la solution du problème.

En 1496, il s'éleva, particulièrement dans l'université de Ferrare, de grandes discussions sur ce qu'on appelait le mal français ; elles duraient déjà depuis un temps difficile à préciser, mais qui peut être évalué à au moins un an ou deux. La lutte fut des plus passionnées, et souvent les argumentations se terminèrent par des cris et des injures. La plus grande diversité d'opinion, les discordes les plus marquées s'en étaient suivies parmi les philosophes et les médecins.

A cette époque, un homme supérieur à tous par son caractère, son savoir et son bon sens, professait à Ferrare, c'était Nic. Leoniceno. Familiarisé dès l'enfance avec la langue grecque, il avait étudié successivement les mathématiques, la philosophie, la médecine, avait parcouru la France, l'Angleterre, et s'était fixé enfin à Padoue, puis à Ferrare, où il lisait Hippocrate et surtout Galien aux nombreux élèves accourus autour de lui. L'un d'eux, Scanaroli, rapporte qu'en lisant il signalait beaucoup d'erreurs d'Avicenne, et qu'il avait coutume de dire que tout Avicenne était Galien et Paul d'Egine mal traduits, que le seul moyen de comprendre Avicenne, de savoir dans quels endroits il copiait bien ou ceux dans lesquels il copiait mal, était de compulser ses livres, comparativement avec ceux des médecins grecs qu'il s'était appropriés. Leoniceno était donc érudit et plein de hardiesse, car pour tenir ce langage au xv⁰ siècle, pour attaquer ainsi Avi-

cenne, et le contredire en face, il fallait avoir profondé-
ment étudié les Arabes, les écrits de l'antiquité, et ne pas
redouter la foule des critiques.

A plusieurs reprises il avait discuté sur le mal français,
mais espérant convaincre mieux ses adversaires, il pré-
para un long discours, et comme on opposait dans la discussion à chaque instant l'autorité d'Avicenne qu'il se
proposait de combattre, il prit en commençant toutes sortes de précautions oratoires pour préparer l'assemblée.
« Je me suis efforcé, dit-il, d'appuyer mon opinion sur
« des exemples, sur des raisons et sur l'autorité des plus
« grands médecins. Cependant, j'ai discuté beaucoup de
« paroles d'Avicenne qui se rapportaient à ma proposi-
« tion, aussi je prie mes auditeurs de ne point me regar-
« der comme un impudent ou un insolent qui ose s'atta-
« quer à un auteur d'un aussi grand nom. Nous avons
« des exemples de cela dans l'antiquité, car Aristote ne
« craignit point pour établir la vérité, d'écrire contre son
« précepteur lui-même. »

C'est ce discours prononcé dans le courant de l'année
1496 que Leoniceno fit imprimer au mois de juin 1497 à
Venise, chez Alde Manuce (8). Ce petit opuscule, dédié à
J.-F. de la Mirandol, est le premier écrit sur la maladie
française. L'âge de Leoniceno (68 ans), son savoir, son
expérience, donnent un grand poids à ce discours. Les
adversaires qu'il voulait combattre se partageaient en deux
camps : 1° ceux qui voulaient à toutes forces trouver l'affection décrite dans les anciens particulièrement dans Avicenne ; 2° ceux qui affirmaient que cette affection n'était pas
décrite dans les princes de la médecine et que n'ayant pu
la passer sous silence si elle avait existé elle n'avait certainement pas existé à des époques antérieures. Le premier
groupe se composait lui-même d'hommes dont les opi-

nions variaient presque à l'infini. Les uns voulaient que ce fût l'éléphantiasis, d'autres le lichen, quelques-uns l'asaphati ou le pruna ; il y en eut qui soutinrent l'opinion que c'était le feu persique ou sacré. L'autre groupe, plus sensé, pensait, en voyant l'ambiguité des noms imposés à la maladie et le peu d'accord qui régnait dans les auteurs, que cette maladie n'ayant jamais été vue par les anciens n'avait pu être placée par eux dans aucun genre, et pour appuyer leur dire, ils ajoutaient : « Ce n'est pas « la première fois qu'une maladie nouvelle se manifeste « en Italie, les soldats de Pompée ont rapporté la lèpre « d'Egypte et l'ont acclimatée en Italie d'où elle s'est ré- « pandue en Gaule et en Germanie. Vers le milieu du rè- « gne de Tibère la mentagre fut apportée d'Orient par le « chevalier romain Perusinus, secrétaire du questeur, et « l'habitude qu'avaient les chevaliers romains de s'em- « brasser, comme font encore aujourd'hui les Véni- « tiens, hâta sa propagation. Elle devint si horrible et « si terrible qu'aucun médecin ne pouvait la guérir ; « il vint des médecins d'Egypte qui la traitaient par les « caustiques, et après l'avoir brûlée jusqu'à l'os, elle re- « paraissait autour de la cicatrice. Donc, il est vraisem- « blable que la syphilis a été importée en Italie. » — Mais, tout en constatant l'extension de la syphilis vers l'époque de l'invasion des Français, ils n'accusent point ceux-ci de l'avoir importée.

Leoniceno combattait ces opinions diverses avec toutes les ressources de son érudition, les résultats de son expérience et la droiture de son esprit. «Une maladie, disait-il, « de nature insolite, s'est répandue en Italie et dans plu- « sieurs autres pays. Ce sont des pustules commen- « çant aux parties obscènes, occupant rapidement tout « le corps, particulièrement la face, apportant le plus

« souvent outre un aspect horrible, les plus affreuses dou-
« leurs. Les médecins de notre temps n'ont point encore
« imposé de nom à cette affection, ils l'appellent de son
« nom vulgaire mal français, comme si la contagion eût
« été importée en Italie par les Français, ou comme si
« l'Italie eût été infectée en même temps et par les armes
« françaises et par cette maladie. » Puis, au sujet du lichen, il combat l'opinion de Pline sur laquelle s'appuyaient ses adversaires et prouve que le lichen existait
en Europe avant le règne de Tibère, qu'Hippocrate l'avait
décrit et que bien évidemment il existait à Rome, avant
d'être mentionné dans les écrivains latins. Car dans cette
ville la médecine n'était pratiquée que par des médecins
grecs venus en petit nombre et ce ne fut que sous le règne
de Claude que les arts de la Grèce et surtout la médecine
fleurirent à Rome, que la mentagre et le lichen furent signalés. Mais voilà où se révèle son bon sens : « Je ne
« suis pas de l'avis de ceux qui donnent des appel-
« lations variées à la maladie se rapportant en quoi que ce
« soit à sa nature, et quand je réfléchis que les hommes
« sont de la même espèce, sont nés sous le même ciel,
« élevés sous les mêmes constellations, qu'ils ont tou-
« jours été atteints des mêmes maladies, je prie de le
« croire, et je ne puis me mettre d'autre croyance dans
« l'esprit, cette maladie n'a pu naître tout à coup, infec-
« ter notre âge et point les âges précédents. En exa-
« minant, à ce sujet, les causes naturelles, nous voyons
« qu'elles existent depuis des milliers d'années. C'est
« pourquoi nous sommes prêt à montrer qu'une maladie
« semblable née de causes sembables, exista dans les temps
« les plus reculés dès que nous aurons réfuté l'opinion de
« ceux qui veulent que le mal français soit nommé élé-
« phantiasis dans les anciens, ou celle des autres méde-

« cins qui ont des opinions contraires à la nôtre. » Malheureusement le reste de la discussion ne conserve pas cette hauteur de vues, il s'avance péniblement à travers toutes les subtilités de la scolastique, et tout en cherchant la démonstration de sa cause, s'oublie en digressions peut-être intéressantes pour l'époque où on était avide d'apprendre, pour montrer la différence entre l'éléphantiasis des Grecs et la lèpre des Arabes, puis en descriptions interminables de la soldanelle, de l'aigremoine, etc., etc. En route, il relève avec aigreur les fautes de copie et les altérations que les Arabes ont fait subir aux écrivains de l'antiquité en les transportant dans leur langue. Il s'égare à la poursuite d'un diagnostic différentiel, établi surtout avec des arguties à la mode alors dans les écoles et non à l'aide d'une collection de symptômes bien observés. Veut-il, par exemple, démontrer que le mal français n'est pas le lichen des Grecs, il pose bien vite le syllogisme suivant : le mal français n'est pas l'impétigo, donc le mal français n'est pas le lichen. Puis, pour démontrer la petite proposition de son syllogisme, il met en jeu toutes ses ressources d'érudit, invoquant tour à tour Cassius Félix, Simon de Gênes, critiquant Celse et les Arabes pour féliciter et louer ses auteurs favoris les médecins de la Grèce. En fin de compte, il termine cette longue dissertation sur le lichen sans rien conclure, sans montrer clairement les différences tranchées des deux affections en tant que manifestations cutanées ; il agit exactement de la même façon pour l'asaphati, le pruna, etc., et arrive à une description tronquée, non pas de la syphilis, seulement des signes isolés qui la faisaient reconnaître alors. Ce fut certes un fort brillant discours pour l'époque, en très-beau latin, mais qui, au lieu de juger la question, jeta l'indécision dans l'esprit des savants : il concluait à la manifestation d'une maladie inconnue, mais il ne sut pas la décrire, et sa glosse inextricable sur les textes, qu'il opposa les uns aux autres, donna beau jeu à ses contradicteurs, et bien loin de les convaincre ne fit que leur fournir de nouveaux arguments. Ce qu'il ne put faire, la discussion prolongée le fit; mais il appartenait surtout aux observateurs d'isoler complétement la syphilis, en étudiant mieux ses symptômes, en les groupant et en suivant patiemment leur marche.

Cependant à cette époque où la confusion la plus absolue régnait dans les livres et dans l'esprit des maîtres, qui cherchaient en vain à faire concorder Avicenne et Galien, Rhazès, Celse ou Paul d'Egine, Leoniceno eut le mérite très-grand d'éclairer la marche des chercheurs en apportant avec sa profonde connaissance de l'antiquité un peu d'ordre dans le chaos des affections cutanées, appelées de telle façon dans les Arabes, de telle autre chez les Latins ou les Grecs, de montrer que plusieurs noms désignaient inutilement la même maladie, qu'il fallait les négliger pour revenir à ceux d'Hippocrate et de Galien. Il reconnaissait bien que la syphilis n'était pas décrite, mais il voulut, en lui donnant pour cause la chaleur atmosphérique et les inondations qui eurent lieu en Italie, la rattacher à une affection semblable décrite par Hippocrate, lorsqu'il parle de l'épidémie qui succéda à des causes analogues dans la ville de Cranone. Il disait : « Si quelqu'un me demandait de désigner la maladie fran- « çaise par un nom usité chez les anciens comme une es- « pèce simple, je répondrais que je n'ai pu m'expliquer « autrement que ne l'exigeait la nature multiple de l'af- « fection, enfin j'ajouterais que le grand Hippocrate « a décrit une semblable épidémie arrivée de son temps

« par de semblables causes, épidémie caractérisée par des
« tumeurs de genres divers, et que si quelqu'un se croit
« plus savant qu'Hippocrate, qu'il tente de définir la ma-
« ladie française. En un mot, elle est née de la putréfac-
« tion des humeurs, savoir : des bilieuses, mélancoli-
« ques et phlegmatiques, tour à tour mêlées le plus sou-
« vent avec le sang. C'est une même matière qui fait les
« pustules et qui produit les douleurs dans les articula-
« tions, et comme cette matière est unique, nous pouvons
« préjuger que nous avons affaire à une maladie unique,
« que la douleur n'est pas surajoutée aux pustules comme
« une autre maladie, mais plutôt comme un symptôme
« d'une même affection. »

Malgré cela, il n'avait convaincu personne, la discussion continua aussi vive et plus acerbe que jamais.
Le premier qui répondit fut Ant. Montesauro de Vérone (9).
Il n'avait pas jusque-là pris part à la discussion, mais
le livre de Leoniceno étant parvenu entre ses mains, il
connut, en le lisant, ce qui se passait à Ferrare, et voyant
les objections qu'on élevait alors contre Avicenne, il crut
que l'on était injuste, que ce maître n'avait pas commis
toutes les fautes dont on voulait bien l'accuser, et il pré-
para une réfutation des objections qu'on avait posées. Il
faut bien le dire de suite, sa dissertation ne fit pas pro-
gresser la question, je dirai plus, elle la fit rétrograder ;
Leoniceno n'était pas observateur, mais il était érudit et
possédait des vues élevées. Montesauro, borné à la lecture des écrivains arabes, ne voyant que par eux et ne
lisant que les incorrectes traductions des Grecs, ramena
la discussion à une série de disputes de mots. C'était perdre le peu que Leoniceno avait fait gagner. Le professeur de Ferrare voulait que la maladie fût une manifestation épidémique, qui avait existé de tout temps, mais

dont le souvenir s'était perdu dans la mémoire des hommes, Montesauro affirma que c'était le saphati. Il alla même jusqu'à rapprocher la syphilis de la vena medeni, de la maladie pédiculaire et du feu sacré. Il convint que dans les années précédentes il y avait bien eu de grandes pluies qui provoquèrent des éruptions pustuleuses, mais il établit une différence entre ces pustules et celles qu'on désignait sous le nom de maladie française, donnant pour raison que dans les hommes de son temps les humeurs mélancoliques et fausses phlegmatiques étaient beaucoup plus propres à se putréfier que les bilieuses. Enfin, ne sachant quelle cause invoquer, il attribua l'invasion de la syphilis à l'influence des astres. Voulant, en outre, venger Avicenne et le replacer sur son piédestal, il entreprit une longue réfutation des propositions de Leoniceno. Pour en arriver là, il essaya de les amoindrir en disant qu'on avait mal interprété, mal lu ou mal copié Avicenne.

Son argumentation ne resta pas longtemps sans réplique, avant la fin de l'année, Ant. Scanaroli fit imprimer une réfutation (10) (26 mars 1498). Ce fut un hommage rendu à son maître, et il avoue lui-même qu'il y mit fort peu du sien; qu'il avait pris tous ses arguments contre Avicenne et contre son adversaire, en partie dans les livres de Leoniceno, en partie dans les recueils de questions qu'il avait écrits sous sa dictée lorsqu'il lisait publiquement dans le gymnase de Ferrare le livre de Galien sur les accidents des maladies, dédié à Glaucon.

L'élève alla beaucoup plus loin que le maître; et, bien qu'il ait soin de prévenir qu'il n'a pas pris la parole par haine de l'adversaire, ni pour défendre son maître qui se défendrait bien mieux lui-même, mais seulement par amour de la vérité et pour détruire les fausses alléga-

tions par de bons arguments, il n'en conserve pas moins
dans tout le cours de la discussion le ton le plus sati-
rique. Tantôt, traitant Montesauro avec une bonhomie
feinte, tantôt poussant l'ironie jusqu'à l'injure, il trouve
inouï que cet homme non-seulement n'ait pas approuvé
toutes les paroles de Leoniceno, mais encore qu'il ait
essayé de justifier Avicenne. Emporté par sa fougue,
il lui jette à la face ce proverbe latin qu'on n'appliquait
qu'aux prêtres de Cybèles :

Certè iste Gallus benè cantat.

Avicenne n'est pas mieux traité ; il lui reproche dure-
ment son obscurité, ses fautes, et ne sait pas garder à son
sujet la réserve de Leoniceno qui, lui du moins, savait
l'apprécier. On jugera mieux sa manière par quelques
citations :

« Leoniceno dit que la maladie eut pour cause l'humi-
« dité et la chaleur atmosphérique ; l'adversaire répond
« que des pluies succédèrent à un air plus chaud. Leoni-
« ceno avance que c'est une même matière qui fait les
« pustules et les douleurs. L'adversaire, pense en partie
« ainsi, en partie autrement, et s'exprime de cette façon :
« La même matière peut causer les douleurs et les pus-
« tules ; mais les pustules ne peuvent être la cause de
« la douleur. Il y a donc là deux maladies dont l'une
« doit être appelée Bothor (éruption de pustules), l'autre
« douleurs. Il concorde donc sur le premier point avec
« Leoniceno, mais il en diffère sur le second. Galien,
« cependant, dans son livre *de Cholera nigra,* dit impli-
« citement que les pustules qui poussent à la surface de la
« peau peuvent naître également en même temps dans la
« profondeur des organes, et Avicenne renchérit sur

« cette opinion, lorsqu'il traite de la variole, des abcès
« suppurants, du pruna ou du feu persique. Nous pou-
« vons donc dire que ces pustules qui apparaissent à
« l'extérieur peuvent exister également à l'intérieur. On
« l'a, du reste, vérifié dans plusieurs autopsies où la ma-
« tière de ces pustules existait dans les ligaments et
« dans les jointures. De là résulte évidemment la dou-
« leur, et certainement il vaut mieux dire que c'est là un
« accident de la maladie que de prétendre que c'est une
« autre maladie, parce que, dans la vraie science, il vaut
« mieux conserver les distinctions réelles que d'en faire
« d'artificielles. Donc, la matière des pustules produit la
« douleur en imprimant une mauvaise qualité aux orga-
« nes sensitifs et en écartant les surfaces en contact. La
« maladie française n'est pas non plus le saphati comme
« le veut l'adversaire, parce que le saphati commence
« sur la tête et y fait beaucoup de ravages. Je m'appuie à
« ce sujet sur l'autorité des Arabes eux-mêmes, qui pla-
« cent toujours cette affection parmi les maladies de la
« tête, et si nous l'avons bien remarqué, ils appellent
« ainsi celles que les Grecs désignent sous le nom d'a-
« chora. J'en dirai autant de l'alopécie et du tiria.

« Est-il besoin de réfuter cette opinion qui compare la
« maladie à une production de verrues, à la vena Medeni
« (filaire de Médine), dont parle Avicenne, qui se révèle
« par une pustule à la jambe et qui, en se rompant, donne
« issue à un ver. Notre homme pense bonnement que
« cette dernière est la même que la maladie pédiculaire,
« mais après les paroles d'Avicenne et des autres au-
« teurs, il est évident que le pou ressemble autant au
« vena Medeni que la fourmi au dragon. Paul d'Egine
« appelle cette maladie dracunculus, et Galien, dans le
« premier chapitre des parties internes, dit qu'il a su

« qu'elle existait dans quelques pays mais qu'il ne l'a
« jamais vue. Qui croirait que Galien n'a jamais vu
« la maladie pédiculaire qui attaque tous les peu-
« ples ! Qui ne s'étonnerait en voyant un homme qui
« affirme que c'est un pou qu'Albucasis dit avoir quatre
« ou cinq palmes de long et dont un qui sortait d'un
« homme avait jusqu'à trente palmes ! Qui ne rirait, si
« ce ver était un pou, en voyant le remède que proposa
« Avicenne pour l'extirper comme on extrait une balle
« de plomb. »

Comme l'adversaire accusait Leoniceno de mal comprendre le texte d'Avicenne, Scanaroli lui riposte avec
prestesse : « Moi je dis que la solution de l'adversaire
« vient d'une mauvaise compréhension du fond de l'ob-
« jection. »

Je ne prolongerai pas ces citations, car dans la même
année, malgré tous ces efforts, deux autres contradicteurs
s'élevèrent encore contre Leoniceno. Ce furent le Napolitain Sebastien d'ell Aquila (11) et l'Allemand Simon de
Pistor (12).

Aquila restreignit et embrouilla de plus belle la question. Leoniceno avait cherché à isoler la syphilis de l'éléphantiasis et à démontrer que cette dernière maladie
différait de la lèpre des Arabes. D'ell Aquila trouva mauvaise cette distinction, s'efforça de tout son pouvoir de
rattacher la lèpre à l'éléphantiasis des Grecs et affirma sa
similitude avec la maladie française. Son grand argument était celui-ci : « C'est évidemment la même mala-
« die que l'éléphantiasis et par conséquent que la lèpre,
« car dans la maladie française il survient des pustules
« sur les membres, la peau s'épaissit et devient sembla-
« ble à celle de l'éléphant. Pour appuyer cette hypothèse,

« il citait Celse, Aetius, Ser. Samonicus et surtout Galien.»
Voulant montrer que ce dernier lui était familier, il ajoutait : « Tous les livres de Galien ne sont pas encore par-
« venus jusqu'à nous ; s'il en était autrement, il serait
« de la dernière évidence qu'il a écrit un livre sur la
« lèpre comme il en a écrit un sur le traitement des
« autres maladies, entre autres sur celui de la pierre et
« de l'ictère. Aussi Dieu m'est témoin que si j'avais les
« livres de Galien, aussi fidèles qu'il convient, tous les
« autres me seraient superflus, excepté Hippocrate. Je
« prie donc mes contradicteurs de lire sans avoir l'esprit
« prévenu les livres de Galien dans le texte grec, ce qu'ils
« peuvent faire facilement, puisque les œuvres de Galien
« sont dans les mains d'un grand nombre de personnes.»
Mais, tout en faisant parade d'une érudition qu'il n'avait
pas, le rusé Napolitain ne fait aucune citation pour appuyer ses arguments. Il est obligé de chercher des détours
subtils devant ceux qui lui disaient qu'il modifiait témé-
rairement le sens des textes, transformait les signes des
maladies suivant les besoins de sa cause et était formel-
lement contredit par Paul d'Egine. Cependant il ne
s'avouait pas vaincu et croyait réfuter victorieusement
toutes les objections par ces deux propositions qui sem-
bleraient maintenant bien peu dignes d'attention : « Ce
« que Galien donne dans le traitement de l'éléphantia-
« sis. Avicenne le préconise dans le traitement de la
« lèpre, donc l'éléphantiasis de Galien est la lèpre d'Avi-
« cenne. La maladie française est l'éléphantiasis avec des
« douleurs, douleurs qui proviennent d'une passion arthri-
« tique conjointe. »

Toutes ces assertions erronées furent discutées en détail par J. Cataneo qui, lui, avait bien observé la maladie :

« Aquila n'a jamais vu la lèpre, ni l'éléphantiasis, ni
« même de figures représentant ces maladies. S'il en
« avait vu, il saurait ainsi que les autres médecins qui
« soutiennent son opinion, que l'aspect hideux de la face,
« le développement des tumeurs dans diverses parties
« du corps, l'aspect éléphantiaque de la peau, l'amincis-
« sement des oreilles, la dilatation des narines, le resser-
« rement des lèvres qui fait montrer les dents comme
« aux rieurs, le desséchement général, caractérisent la
« lèpre et n'existent point dans la maladie française.

La dissertation de Simon Pistor est aussi futile, aussi
embarrassée dans les détails, dans les querelles sur la
valeur des textes ; il affirma que la maladie française était
connue des anciens et qu'ils la plaçaient dans le chapitre des pustules et des exanthèmes, exanthèmes dont la
signification, selon lui, était diverse dans Hippocrate, Celse
et Paul d'Egine, négligeant les autres symptômes de la syphilis alors si fréquents, tels que les douleurs articulaires,
les gommes, les ulcères de mauvaise nature et les douleurs
ostéocopes. Dès l'apparition de ce petit traité élevé à la
plus grande gloire des Arabes, Pistor eut à subir de violentes réfutations d'une part, en Allemagne, par Mart.
Pollick, de Mellerstadt (13), qui se rangeait aux opinions
de Leoniceno, et, d'autre part, en Italie, par J. Manardi,
de Ferrare (14). Manardi se rattachait aussi aux opinions
de Leoniceno, mais tout en rendant justice à ce grand
homme et en lui témoignant de la reconnaissance pour
l'immense service qu'il avait rendu, il eut soin de dire
que la maladie n'avait rien de commun avec les inondations et les variations atmosphériques. Du reste, sa dissertation ne témoigne d'aucun progrès ; il en est de même
de la foule des auteurs qui prirent part à la discussion à
la fin du siècle, ils reproduisaient, sans y rien changer,

les objections de leurs devanciers, appuyant telle ou telle
opinion suivant qu'ils prenaient pour type l'un ou l'autre
des symptômes de la maladie. Il y en eut à Venise qui
voulurent que ce fût des pustules de variole ; en France
le vulgaire ayant, depuis de longues années, donné à
l'affection le nom de grosse vérole à cause du volume
des pustules, ce nom passa dans le langage des écrivains
et donna lieu à de nombreuses erreurs. Quelques-uns
affirmèrent que c'était l'épinyctis, d'autres le phlygethlon
de Celse, ou la gale. Schellig soutint que c'étaient des
pustules du genre Formica, et Tanus, défenseur convaincu de l'opinion qui rattachait l'affection à l'assaphati
des Arabes, disait, en modifiant l'opinion de d'ell Aquila :
« C'est le saphati des Arabes avec une affection articu-
laire. » Je ne parle que pour mémoire de ceux qui rapprochaient la syphilis de l'Essere, de la plante ou plainte de
nuit, des athéromes, des verrues, des sudamina, etc. La
majeure partie d'entre eux voulait, avant tout, faire
preuve d'érudition, ne concluait pas, on n'arrivait à la
conclusion qu'après un nombre considérable de digressions qui rendaient le sujet d'une confusion sans égale.
Néanmoins ces argumentations qui nous paraissent maintenant futiles, oiseuses, et d'une minutie désespérante,
présentaient un grand intérêt au xv⁰ siècle; ces monuments d'érudition, informes à la surface, d'une lecture
pénible, d'un intérêt perdu, ont contribué à préciser, à
renouveler la science et surtout à bien isoler la maladie
qui nous occupe.

Cette discussion se prolongea longtemps, elle s'étendit
à une grande partie du xvi⁰ siècle parce qu'un bon nombre de ces écrivains ne savait pas réunir la collection de
symptômes qui constituent la syphilis et que la plupart
d'entre eux discutaient sur l'accident isolé qui les avait

le plus frappés; parce que les plus instruits parmi eux blessèrent par leurs reproches violents contre les Arabes vénérés, la foule des demi-savants et des scolastiques. Ceux-ci, en grande partie pour venger leurs maitres, engagèrent une foule de discussions, publièrent un nombre considérable d'écrits plus ou moins incomplets, plus obscurs les uns que les autres. Toutefois quelques bons esprits familiarisés avec l'observation directe de la nature, en réunissant en un seul faisceau les arguments fournis par tous les partis, établissaient ainsi l'entité et la nouveauté de la maladie (15).

1° Il y en a qui pensent que cette affection est la variole. Contre eux s'élèvent les auteurs arabes qui affirment que la variole vient avec une fièvre violente et maligne; or la maladie française fait invasion presque toujours sans fièvre. Les enfants et les constitutions humides sont sur-tout atteints de variole. La maladie française les épargne presque toujours et attaque spécialement les corps secs, comme sont ceux des jeunes gens. Il résulte donc de là que cette maladie n'est pas la variole. Pour rétorquer ces arguments, ils apportent cette distinction de Gentilis de Fulgineo (*de variolis capite*), à savoir, que les varioles ont deux modes de production : l'un par ébullition mensuelle du sang, et que celles-ci, ils l'avouent du reste, qui attaquent plus souvent l'enfance avec fièvre, sont manifestement distinctes; l'autre par un sang engendré et altéré par des aliments corrompus et féculents; ces dernières sont improprement désignées sous le nom de varioles, car elles peuvent se produire sans fièvre, et Gentilis a vu un sexagénaire qui en était atteint. Nous leur répondons que cela est très-possible qu'on n'a jamais contredit ce point, qu'il se peut que dix ou vingt hommes soient pris en même temps de varioles de la seconde espèce, de celles qui résultent de l'usage de certains aliments, mais il n'est pas croyable que tant de villes, tant de provinces, tant de pays si divers par la complexion, le régime, les constellations aient pu en être frappés en même temps.

2° D'autres veulent que ce soit le feu persique, parce qu'il est accompagné de bulles, d'ustions, d'eschares, de corrosions. Ceux-ci paraissent n'avoir lu ni Rhazès, ni Galien. S'il en était autrement, ils sauraient que le carboncle, l'anthrax et le feu persique sont de la même espèce et ne diffèrent que par plus ou moins de gravité. Ils sauraient aussi qu'ils sont accompagnés de fièvres aiguës, que leur marche est rapide et entraîne en peu de temps un danger de mort. Au contraire, nous le répétons, la maladie française ne présente que rarement de la fièvre et l'expérience démontre que les accidents qu'elle détermine durent plusieurs années. Nous avons encore pour nous l'opinion de F. de Piémont et celle de G. de Fulgineo.

3° Ceux qui l'appellent éléphantiasis sont assurément dans l'erreur, car Paul d'Egine et Galien, Avicenne, Averrhoès et Rhasès montrent à la simple lecture les différences considérables qui existent entre les deux maladies; aussi il serait futile d'insister sur ce point comme d'essayer de rattacher l'éléphantiasis des Grecs et la lèpre des Arabes. Malgré cela ceux qui soutinrent cette opinion eurent des partisans parce qu'ils s'appuyaient 1° sur cet argument de rhétorique qu'à l'apparition du mal français l'éléphantiasis disparut; que les maisons hospitalières de Saint-Lazare qui lui étaient réservées devinrent inhabitées et qu'on créa de nouveaux asiles pour le nouveau mal; 2° sur la contagion de la maladie qui se communiquait suivant eux comme la lèpre; 3° sur les symptômes, car il naît dans la lèpre des pustules blanchâtres qui irritent la peau et les cheveux, la barbe, les poils tombent comme dans le mal français.

4° Ce n'est pas davantage le lichen dont Hippocrate parle au 3e des aphorismes et Pline au livre xxvi de l'*Histoire naturelle*. Il est facile de le démontrer. Les Grecs appelaient leichénas, une affection nommée *mentagra* en latin. Or cette affection diffère de la maladie française par son siége, son caractère et son traitement. Elle occupait surtout le menton, comme le veut son nom latin. Elle naissait sous forme arrondie à la surface de la peau avec un grand prurit et se présentait sous l'aspect de rugosités qui ne tardaient pas à s'étendre çà et là en rampant. Enfin son traitement est le même que celui de l'impétigo qui certes n'est pas la maladie française.

5° Il est inutile de réfuter les opinions de ceux qui prétendent que c'est la maladie que Nic. Florentin a désignée sous le nom de gale de la face ou celle qui est caractérisée par des verrues.

6° Ce n'est pas le saphati des Arabes qui n'est pas autre chose que la teigne, car celui-ci se développe surtout sur le cuir chevelu, et Avicenne n'a jamais parlé dans le chapitre du saphati, des ulcères des organes génitaux, des douleurs nocturnes, de la malignité propre à la maladie.

7° Ce n'est pas davantage l'albotim des Arabes ou terminthos des Grecs qui ne s'en rapproche que par des croûtes semblables à des larmes de térébenthine, qui naissent sur les cuisses.

8° Enfin, bien qu'il y ait des douleurs articulaires, ce n'est pas plus la goutte que ce n'est la psore. C'est une maladie nouvelle.

IV

Pendant que les rhéteurs et les médecins philosophes discutaient pour ou contre la nouveauté de la maladie, un petit groupe de savants en observaient les divers symptômes, suivaient leur marche et les décrivaient soigneusement. Leur interprétation est sans doute bien conforme aux idées du temps elle est empreinte du galénisme le plus pur ou seulement dégénéré par son passage chez les Arabes, mais leur description est assez exacte pour qu'on y puisse bien reconnaître la syphilis. Ces hommes dont on doit conserver les noms étaient, en suivant l'ordre de publication de leurs écrits :

Al. Benedetti (1493 ou 1495 ou 1496); — Conrad Cilini (1497); - B. Steber (1497); — Widman, dit Meichinger (janvier 1497); - Montagnana le jeune (1496 à 1498); — Pierre Pinctor (9 août 1500); — Conrad Schellig (1500); Antoine Beniveni (1502) (1); — J. Cataneo du Lac-Marcin (1502), et avant tous Gaspard Torella (22 novembre 1497).

G. Torella fit faire un grand pas à la connaissance de la maladie. Cet Espagnol, fils d'un médecin de Valence, médecin lui-même, était venu chercher fortune à Rome; esprit délié, courtisan souple, flatteur adroit, il possédait tous les talents de l'observateur. Il avait beaucoup voyagé, connaissait bien les hommes dont ses professions diverses lui avaient dévoilé toutes les faiblesses. On ne peut lire sans être frappé de la justesse de quelques-unes de ses idées, bien qu'on ne les partage pas toutes, ces conseils qui commencent son traité de la pudendagre :

« La confiance est une vertu de l'imagination qui agit « fortement sur tout notre être ; c'est une affection de « l'âme qui procède d'une opinion fournie par une chose

« utile ou qui doit apporter un soulagement ; qu'elle soit
« empruntée à la médecine, à l'exorcisme ou à l'incanta-
« tion. Elle est pour beaucoup dans le salut des malades,
« et peut préserver ceux qui sont en bonne santé, ma
« propre expérience me l'a démontré. Ne voyons-nous
« pas, en effet, très-souvent, un malade dans un état grave
« entrer rapidement en convalescence par la confiance
« affectueuse qu'il place en un fameux médecin, attendu
« depuis longtemps et enfin arrivé. Il en est de même
« pour un breuvage ou un médicament dans lequel il se
« confie. Comme le dit Galien, un médecin qui a eu beau-
« coup de succès guérit par cela même beaucoup plus de
« malades, parce que la confiance qu'il a en lui-même
« passe plus facilement dans l'esprit de ceux qu'il soigne.
« Tous les efforts du médecin doivent donc tendre à in-
« culquer cette confiance à ses malades par de douces
« paroles, par des assertions caressantes, par des pro-
« messes assurées, par les exemples des gens qui, atteints
« de maladies semblables, ont été guéris par lui, mais
« toujours en disant la vérité. De même l'exorciste, ou
« celui qui détruit les enchantements, doit avoir soin de
« vanter ses actes comme merveilleux ; mais il ne faut
« point qu'il s'en serve immédiatement, il doit laisser,
« par une longue expectation, augmenter l'affection du
« malade pour lui et se montrer crédule à l'art de détruire
« les enchantements. En agissant ainsi, le médecin ou
« l'exorciste charmeront l'esprit du malade, le dilateront,
« le rendront gai, réconforteront son cœur resserré peut-
« être par la violence de la maladie ou la crainte de la
« mort. L'esprit réchauffé se répandra par tous les or-
« ganes et toute la vertu vivace, qui est l'assemblage de
« toutes les vertus, sera surexcitée et s'insurgera puissam-
« ment contre la maladie. Que l'on n'aille pas pour cela

« attribuer l'effet ainsi produit sur le salut des malades à
« l'exorcisme ou aux enchantements, c'est dans la grande
« confiance du patient, dans l'habileté de l'exorciste, que
« réside tout leur pouvoir, etc., etc. »

Leoniceno et Torella, voilà les deux hommes qui sortent le plus de la foule des écrivains qui surgirent alors. Tous deux très-savants pour leur époque, Leoniceno avait lu Hippocrate et Paul d'Egine dans leur langue maternelle; il connaissait à fond Galien et Celse et reniait Avicenne, son premier maître; Torella ne connaissait que les Arabes et les traductions peu correctes des Grecs. Tous deux doués d'un grand bon sens, Leoniceno l'emportait par l'élévation de son caractère; Torella par la finesse de son esprit. Le professeur de Ferrare était surtout un philosophe, un brillant rhéteur; l'Espagnol, un observateur et un praticien expérimenté. — Depuis une dizaine d'années Torella avait négligé la pratique de la médecine quand il écrivit, à la demande d'un grand personnage, son traité de la pudendagre et publia conjointement les observations qu'il avait recueillies. C'est le second traité bien authentique qui parut sur la maladie française. Il fut imprimé à Rome, le 22 novembre 1497, quatre mois après celui de Leoniceno (2). Ce dernier avait défini la maladie française : une maladie épidémique, estivale, se montrant d'abord aux parties obscènes sous forme de pustules, occupant ensuite tout le corps, le plus souvent la face, la plupart du temps avec de grandes douleurs, par corruption des humeurs produite par la trop grande intempérie de l'air, en chaleur et humidité. Celle de Torella ne retraçait pas mieux les principaux caractères de la maladie, mais ne présageait rien sur sa nature et ne rapportait point son origine aux intempéries atmosphériques. La meilleure de toutes les définitions, qui furent faites peu de temps après, appartient à J. Cataneo, elle était ainsi conçue :

« La maladie française est une affection résultant d'une
« infection générale de la masse du sang, produite par un
« poison menstruel et caractérisée surtout par deux ordres
« d'accidents : les altérations de la peau et les douleurs
« par tout le corps. » Ce qui rendait ces définitions surtout incomplètes, c'est que, pour ces observateurs, les ulcérations des organes génitaux, de l'anus, du pharynx, les bubons, les tumeurs des muscles, les altérations des os, n'étaient pas choses nouvelles; ils les trouvaient décrites dans les anciens et, à leur exemple, en faisaient des affections indépendantes. C'est tout au plus s'ils regardaient les ulcérations primitives comme servant de voie d'introduction à la maladie. En outre il faut bien savoir qu'ils rattachaient aux accidents cutanés toutes les variétés de plaques muqueuses, désignées par eux sous le nom générique de pustules (voyez le tableau), terme qui s'appliquait alors à un grand nombre d'affections diverses, depuis les pustules de la variole jusqu'au furoncle et aux phlyctènes, laissant après elles des eschares. En général, ce mot pustule signifiait petite tumeur ulcérée, ou devant s'ulcérer, et comprenant la peau et quelquefois le tissu cellulaire sous-cutané. Torella vit bien cependant que les ulcères étaient le point de départ de la maladie et qu'ils présentaient quelques caractères spéciaux, aussi, dans la suite, il crut utile de joindre à son premier traité et à ses observations une dissertation sur les ulcères (3). Malgré cela, par sa description, il n'isola qu'imparfaitement les chancres de la classe des ulcères, telle que la comprenaient les arabistes, mais il reconnut leur caractère virulent. Tout ulcère, pour les chirurgiens d'alors, était une

solution de continuité de la peau, de la chair, avec production de pus et odeur fétide différant essentiellement de la scarification et de l'excoriation par leur profondeur. Torella, en mettant à profit la division qui régnait alors, classa les ulcères dans la pudendagre en 1° virulents, 2° sordides, et 3° putrides.

En étudiant les premiers, il développa une théorie de la virulence empruntée en partie aux arabistes. Cette théorie, bien qu'incomplète et mal définie, présente, au point de vue de l'histoire, un intérêt véritable, et fut reproduite par un bon nombre des écrivains qui suivirent ; elle était ainsi conçue : Le virus est un mot indéfinissable qui signifie venin ou pus subtil. La virulence est l'infection par un poison virulent: c'est le développement complet du venin. La virulence peut être considérée de deux manières : 1° Elle peut être la conséquence de la faiblesse de l'organe ulcéré, faiblesse procédant de sa complexion. Elle est alors un accident dérivant de cette mauvaise complexion et disparaît quand on la modifie. 2° Cette virulence peut provenir de quelque chose de surajouté à l'ulcère ; cette condition se produit ou en raison d'une mauvaise qualité (et ainsi peut-être la cause effective de la maladie qui sera alors dans la complexion, si elle est chaude ou froide, ou dans l'unité, si elle est corrosive), ou en raison de sa quantité, lorsqu'on trouve dans l'ulcère une plus grande quantité de pus qu'on ne doit en trouver, selon sa nature. On peut donc dire que l'ulcère virulent se compose du pus, de la solution de continuité, de la cause de celle-ci et de l'accident. Si la virulence ne corrode pas, on dit simplement que l'ulcère est virulent ; si la virulence corrode, l'ulcère est appelé corrosif ; si la corrosion est peu profonde, l'ulcère est dit ambulatif ; mais s'il creuse et consume, on le désigne sous le nom de rongeur ou chancreux. Ces ulcères ont pour causes les humeurs bilieuses aiguës.— Il s'expliqua moins bien sur les ulcères sordides et putrides, faisant rentrer dans cette classe, sans donner de détails suffisants, les ulcères phagédéniques et ceux qui succèdent aux gommes. Il ne signala nulle part les bubons qui accompagnent les ulcérations des organes génitaux ; car n'étant pas suivis la plupart du temps d'accidents généraux, il ne les regardait pas comme faisant partie de la maladie. Benedetti, au contraire, les décrivit avec assez de soin (4), et il témoigne que souvent il avait vu, dès avant 1493, des tuméfactions de l'aine se produisant quand il y avait des ulcères au pénis, bien qu'aucune maladie ne pût être soupçonnée, vu l'absence de fièvre. Il cite des cas où les glandes de l'aine avaient été totalement détruites par la suppuration. Dans un autre endroit, il décrit aussi des ulcérations rampantes des organes génitaux, ulcères qui se putréfiaient facilement et qui, par leurs progrès incessants, se rapprochaient de ces affections désignées chez les Grecs sous le nom générique de *nomas*. Il décrit également les saillies ulcérées qui se développent au pourtour de la couronne du gland, et il les détruisait avec des caustiques énergiques. Il entre dans de grands détails sur les ulcérations fongueuses du pourtour anal, et signale conjointement les affections inhérentes à la pédérastie passive, le prurit continuel, l'ardeur, les picotements que produisent les fissures, l'odeur fétide, l'écoulement perpétuel d'humeur. On lui doit aussi l'indication des accidents qui se produisent entre les doigts des pieds et des mains. C'est lui encore qui affirme que la gonorrhée fut si commune à cette époque, qu'elle affligea l'humanité comme une peste. — Malgré cette richesse apparente, la description des

accidents primitifs est très-pauvre. Le chancre mou ,
n'étant pas suivi d'accidents constitutionnels, était classé
parmi les ulcères décrits par les anciens; on n'en tenait
pas compte. Le chancre induré échappait le plus souvent
aux investigateurs, qui n'étaient ordinairement appelés
qu'après sa guérison et la généralisation de la maladie.
Les plaques muqueuses rentrant, comme nous l'avons
dit, dans la classe des pustules, n'étaient point décrites à
part. C'est à Torella qu'il faut avoir recours pour suivre
pas à pas les symptômes de la maladie française. Il admet
l'infection générale primitive suivant immédiatement la
cohabitation avec une femme infectée, et se produisant
rapidement ordinairement sur le pénis par un ulcère
avec dureté allongée, avec pus et virulence. Si on veut
bien se reporter à sa Consultation I, on verra que l'ulcère dont il donne les caractères était, à n'en pas douter,
un chancre induré , d'autant plus qu'il ajoute que cet
ulcère fut presque guéri en six jours. Quelques années
plus tard, Cataneo ajoutait : « Après des rapports sus-
« pects, si on sent une sorte de cuisson dans le pénis, il
« n'est pas douteux que l'on va être saisi par la maladie ;
« si, après le deuxième ou le troisième jour, les picote-
« ments ne disparaissent pas, l'organe va s'ulcérer, car
« le poison est déjà fixé dans ses parties les plus intimes,
« et il est à craindre qu'il ne se répande par tout le
« corps. La maladie sera confirmée quand des pustules
« apparaîtront sur le corps, particulièrement sur la face,
« et quand il y aura des douleurs musculaires, des ulcé-
« rations du gosier, du palais, et des douleurs nocturnes
« par tout le corps. »
Les plaques muqueuses de la gorge furent signalées
dès le début par Leoniceno, mais il glissa très-rapidement sur leur description; cependant elles produisaient

les plus grands ravages; malgré tous les soins des médecins, elles se propageaient au larynx, et, s'il faut s'en
rapporter au témoignage de Beniveni, elles causèrent
la mort de quelques malades. On voyait souvent des
hommes dont elles avaient rongé la luette et détruit les
amygdales. Les douleurs rhumatoïdes survenaient dès le
début. Ainsi, chez le duc V... (5), elles furent constatées
six jours après le début du chancre. Elles étaient très-
intenses et disséminées par tout le corps. Il en éprouvait
à la tête, au cou, dans les épaules, les bras, les jambes,
les parois du thorax, et ce ne fut que quatre jours après
que parurent chez lui les pustules, dix jours après l'invasion. Quelquefois le chancre suivait ses phases, et en
une nuit le corps se couvrait de larges taches rouges,
bien spécifiées, sans pustules. Dans le cas spécial cité
par Torella, cette éruption eut lieu trente jours après
l'infection. Cette roséole, qui couvrait le corps en entier
et même le visage, était accompagnée de douleurs nocturnes très-intenses dans les mêmes points que dans le
cas précédent, ce qui fait présumer que c'était également
des douleurs rhumatoïdes. Les taches disparurent avec
une légère desquamation, et pendant qu'elles subissaient
leurs phases, le malade présenta de la raucité de la voix.
L'observateur explique cette raucité par les cris qu'avait
poussés le malade; mais cela devait tenir bien plutôt à la
production de plaques muqueuses sur les replis glot-
tiques (6).

Les pustules se présentaient sous diverses formes : les
unes se développaient sur tout le corps, d'autres se lo-
calisaient à la face, à la partie antérieure du cou. Au bout
d'un certain temps, elles s'ouvraient et donnaient issue
à de la sanie. Quelques-unes restaient à peu près station-
naires un mois ou un mois et demi; toujours leur nom-

bre était considérable. Les unes étaient planes, peu élevées, rugueuses à la surface, de couleur blanchâtre ; il s'en détachait des squames, laissant après elles une ulcération de la peau. Les autres, semblables à des boutons arrondis, donnaient lieu à une desquamation d'écailles plus minces, et à leur place on trouvait une place rouge, d'où il s'écoulait un virus d'odeur fétide. Certains malades étaient tourmentés par des pustules plus larges, mais qui s'élevaient peu au-dessus de la peau ; ces pustules étaient formées de squames épaisses, qui laissaient sortir un virus épais. Les squames une fois enlevées, on apercevait la peau devenue de couleur foncée, livide et rongée par un ulcère.

La quatrième espèce comprenait les pustules qui, après l'enlèvement de squames blanchâtres, laissaient une sorte de cicatrice d'où il s'écoulait du sang, qui apportait un obstacle de plus à la guérison et rapprochait cette affection de la gale sèche. Cette dernière espèce, la plus dangereuse, quoiqu'elle rongeât moins que les autres, atteignait, en rampant diversement, les endroits sains.

— Enfin la dernière espèce comprenait de grosses pustules se développant tardivement, avec des croûtes épaisses, cendrées, d'où il sortait une sanie épaisse, blanche, tendant vers le gris. Dans un cas, elles étaient survenues dix mois après l'invasion de la maladie dans toutes les parties du corps. — Sur quelques malades on trouvait des nodosités sur les jambes, les bras, les mains, le front et dans d'autres parties encore, ce qui les rendait hideux. Un malade (C. IV) présenta deux ulcères virulents sur la jambe gauche. — La céphalée nocturne et les douleurs ostéocopes furent examinées avec beaucoup de soin. Torella leur consacra un petit traité à l'usage des élèves (7). Il distingua les douleurs nocturnes, en corrosives, aiguës et gravatives, et au point de vue de la durée en continuelles ou intermittentes. Il établit que les causes qui augmentent la douleur dans la pudendagre sont le froid, le vent, les impressions pénibles de l'âme, les grands mouvements du corps, les plaisirs sensuels, le sommeil profond et mal réglé, les veilles prolongées, les grandes réplétions d'aliments, ou de boissons ou de médecine, etc., etc. Il reconnut et décrivit assez bien les douleurs musculaires, dans divers points du corps, les douleurs ostéocopes dans les os de la jambe, spécialement dans la partie antérieure du tibia. Les douleurs vives des articulations furent si fréquentes à cette époque, que ce fait attira spécialement l'attention des premiers observateurs, et Leoniceno mentionne des autopsies (8) où quelques médecins, ayant disséqué pour étudier les lésions de la maladie française, quelques cadavres d'individus qui en avaient été atteints, trouvèrent du pus dans les articulations. Il généralisa ces faits isolés et s'en servit pour établir que c'était la même matière qui faisait les pustules et les douleurs, et que ceux qui n'ont pas de pustules sur le corps ont des abcès dans l'intérieur, surtout quand ils éprouvent de grandes douleurs. Montagnana le jeune parle aussi des douleurs de jointures, mais il ajoute (9) qu'elles existaient sans gonflement de ces parties. Il décrivit des tumeurs dures comme la pierre, indolentes, de couleur livide, se développant tantôt dans un point, tantôt dans un autre. Cilini (10) donna sur elles quelques détails de plus, surtout sur la matière qui les constituait, et qui, en voulant se porter à l'extérieur, devenait, à ses yeux, la cause des autres douleurs musculaires ou ostéocopes. Toutefois ces tumeurs ne furent bien connues qu'au xvie siècle, après les travaux de N. Massa.

Cet anatomiste raconte, qu'en 1524, disséquant le cadavre d'un individu qui, atteint de la maladie française,
avait éprouvé (au témoignage de ses voisins) de grandes
douleurs dans les cuisses, il trouva dès qu'il eut incisé
les points où les douleurs s'étaient fait sentir, une matière
blanche visqueuse qui adhérait au pannicule de la cuisse.
Cette matière n'était pas bornée à cette région, il y en
avait dans un grand nombre d'autres points, en très-
grande abondance surtout dans les articulations et dans
leur voisinage. « Souvent, ajoute-t-il, j'ai ouvert avec
« beaucoup de soin les pustules de cette maladie, et quoi-
« qu'elles apparussent rubicondes, ou d'une autre cou-
« leur, une fois ouvertes, on apercevait à leur extrémité
« et dans leur profondeur une même matière blanche,
« dense, visqueuse, faite de phlegme. J'ai rencontré aussi
« chaque jour cette matière, dans ces apostêmes durs que
« le vulgaire appelle *gummata*. Quand on coupe ces der-
« nières, ou qu'elles se rompent spontanément, on recon-
« naît qu'elles sont remplies de cette substance blanche,
« visqueuse, quelquefois livide ou rougeâtre. J'ai revu
« depuis dans de nombreuses dissections de sujets qui
« avaient eu le mal français, avec douleurs, une grande
« quantité de cette matière visqueuse toujours dans les
« points où avaient siégé les douleurs, quelquefois elle
« était dure, quelquefois plus molle. » Les lésions des os
furent signalées dès le début des recherches ; ces lésions
étaient communes et des plus graves. Benedetti rapporte
qu'il n'était pas rare de son temps de voir des os corrompus, mais qu'il n'avait jamais observé d'abcès semblables à ceux qu'il avait ouverts dernièrement sur une
femme morte du mal français. En la disséquant pour rechercher les causes de cette maladie, il trouva, sous leur

enveloppe qui était saine, les os tuméfiés et suppurés jusqu'à la moelle.

Il ne faut pas s'étonner que ces accidents n'eussent pas encore été signalés, car on disséquait fort peu à ces époques et Benedetti fut probablement le premier qui ouvrit plusieurs (12) cadavres non pas pour reconnaître simplement les lésions produites, mais pour rechercher les causes des éruption et des douleurs. On ne manqua pas de trouver daus ce liquide visqueux si bien décrit par Massa les causes que l'on cherchait, et à l'aide de migrations spéciales qu'ils imaginèrent, ils expliquaient tous les accidents de la syphilis.

Nous lisons aussi dans l'observation 86 de Beniveni la description d'une carie complète de l'os frontal sans lésion des téguments. L'os ayant été mis à nu on le trouva en grande partie érodé, après bien des tentatives, le cas ayant été regardé comme incurable, le malade en mourut peu d'années après. Signalons enfin une observation de Benedetti qui probablement se rattache à la syphilis viscérale (13); à l'autopsie d'un jeune gentilhomme romain qui avait été atteint de la maladie française, il trouva la tunique du foie érodée, lésion qui avait passé inaperçue pendant la vie du malade.

La syphilis infantile n'échappa pas non plus à ces observateurs. Cependant on ne peut pas dire qu'ils reconnurent les affections syphilitiques congénitales et qu'ils établirent l'hérédité de la maladie. Ils signalent (14) seulement que chez les enfants qu'on allaite, la première infection apparaît dans la bouche, ou sur la face et que cela arrive parce que les seins des nourrices malades sont ulcérés ou parce que celle-ci ayant des accidents à la bouche ou à la face contaminent les enfants qu'elles ont coutume d'embrasser souvent. Ils ajoutent que la réciproque est également fréquente et que les enfants atteints de la maladie française peuvent transmettre cette maladie à leurs nourrices. Enfin tous, depuis le premier jusqu'au dernier, constatent les récidives fréquentes de la maladie.

La description précédente dont les médecins du xve siècle ont fourni tous les détails, prouve clairement que tous les symptômes principaux de la syphilis avaient été reconnus par eux, et que leur ensemble désigné par eux sous le nom de maladie française ne permet pas de rattacher celle-ci à une épidémie de typhus ou de farcin. Ces deux dernières opinions sont évidemment erronées. Celle qui a trait au typhus est basée sur quelques faits qui se produisirent en Italie avant la campagne des Français, et pendant cette campagne, elle ne résiste pas à la lecture des médecins italiens et allemands qui écrivirent pendant la guerre ou immédiatement après ; car ceux-ci connaissaient déjà le typhus, surtout Benedetti qui l'avait observé à Chypre, où il régnait depuis longtemps, et qui le décrivit dans son traité de la peste. Quand à la manifestation farcino-morveuse qui eut pour point de départ le siége de Novarre, elle fut postérieure à l'extension de la maladie française, et en admettant qu'elle ne se soit pas bornée à l'armée confédérée, elle ne dura même pas deux ans puisque les discussions de Ferrare, les écrits de Torella, de Benedetti, de Cilini, de Widman, et de Steber, prouve jusqu'à l'évidence que la syphilis était parfaitement isolée en 1496 et 1497 par la description de ses symptômes pathognomoniques.

Les savants que nous avons si souvent cités ne considéraient l'étude des symptômes que comme accessoire, le grand point était à leurs yeux de connaître les causes effectives de ces signes et par conséquent quel traitement

il fallait leur opposer. On discuta peu sur ces causes internes, on s'accorda très-vite, et la raison n'en est pas
difficile à trouver, car ils raisonnaient les uns avec les
théories de Galien, les autres avec celles des Arabes qui
en découlent. Leoniceno ayant observé sur différents
hommes des pustules évidemment venues par la même
cause, mais différant d'aspect et de situation, avait affirmé
qu'elles appartenaient à une même maladie complexe. Il
assura même que cette affection ne se présentait pas tou
jours de la même façon et qu'elle variait suivant les divers individus ; d'autres en voulant être plus explicites
atteignirent même une prolixité fatigante. Voici en la
condensant quelle fut la théorie admise par le plus grand
nombre (15) :

La cause première de la maladie est l'humeur corrompue ou putréfiée mêlée au sang, ou séparée du sang.
Cette humeur irrite la nature, et celle-ci, une fois irritée,
pousse l'humeur vers la peau. Toute pudendagre est faite
de sang mêlé ; mais le mélange peut varier. Si c'est avec
quelques-unes de ses parties qui n'ont pu en être séparées
que le sang est mélangé, la pudendagre est appelée sanguine. Quand le sang est mêlé à de la bile brûlée, conservant cependant la forme de bile, la pudendagre est appelée bilieuse sanguine. Dans le cas ou le sang l'emporte
sur la bile, on la nomme pudendagre sanguine bilieuse.
Quelquefois le sang est altéré par de la mélancolie non
naturelle produite par la combustion, ou de la bile, ou de
la phlegme, ou de la mélancolie naturelle, et si, dans
cette mixtion, le sang l'emporte sur la mélancolie, la pudendagre sera dite sanguine mélancolique. Dans d'autres
cas c'est de la phlegme nitreuse qui se mêle au sang ; dans
cette circonstance, si le sang l'emporte dans le mélange,
on appelle la maladie pudendagre sanguine phlegmatique.

On distingue ainsi les espèces de pudendagres selon la matière qui les constitue. — Dans la pudendagre sanguine, la douleur est légère; dans la phlegmatique, elle n'est pas beaucoup plus intense, cependant elle n'est pas sans se faire sentir; dans la bilieuse, elle est aiguë ou pongitive. La matière qui donne naissance aux pustules est subtile et plus facile à expulser vers la peau; celle, au contraire, qui produit les douleurs, étant plus épaisse, est retenue dans les muscles, les tendons et les jointures. Cette dernière cause les douleurs parce qu'elle est mordicante. Les douleurs sont de deux espèces : l'une, est légère et facile à éloigner, soit par l'apposition de linges chauds, par le mouvement ou par la friction; elle est produite par une matière subtile se rapprochant de celle qui fait les pustules. Il résulte de cette subtilité, qu'elle n'est pas retenue dans les muscles, les ligaments, les jointures ou les nerfs, mais qu'elle est poussée à la surface de la peau, et que, par le seul suréchauffement elle se résout et s'évapore, ce qui entraîne l'apaisement de la douleur, ou bien encore, parce qu'on détermine par l'échauffement du membre une sueur qui modifie l'acuité de ladite matière. L'autre espèce de douleur est violente et difficile à apaiser. Elle dure longtemps et ne se calme ni par le mouvement, ni par la chaleur, ni par les frictions, et si, par hasard, de tels remèdes apportent quelque soulagement, c'est seulement quand elle est mêlée à la précédente, et ensuite elle reparaît dans le même point après l'effet des remèdes. La matière qui cause cette douleur est la matière la plus épaisse de la pudendagre; cette consistance l'empêche d'arriver jusqu'à la peau, et fait qu'elle stationne dans le point douloureux. Bien plus, les malades se plaignent que la douleur augmente par le mouvement, la chaleur ou la friction ; cela provient de ce que l'on attire ainsi des matières nouvelles. Il résulte de là que les pustules commencent souvent avant que les douleurs n'arrivent, ou parce que la matière qui produit les douleurs devient plus subtile et se trouve poussée à la surface de la peau, ou parce que la matière épaisse chasse en arrivant la matière subtile vers la peau. Ces malades souffrent plus dans les temps humides que dans les temps secs parce que, en temps humide, l'humidité de l'air pénètre dans les membres, et en les humectant cause la rétention des superfluités. Il est notoire que la douleur peut subsister longtemps sans pustules, mais les pustules n'existent pas de même sans douleur. Les douleurs ont surtout lieu la nuit, parce que, pendant la nuit, la nature est occupée à digérer la matière, ce qui a lieu, du reste, dans toutes les maladies qui, pour cette raison, subissent toujours une exacerbation la nuit, parce que les esprits animaux fuyant les ténèbres se retirent dans l'intérieur pour effectuer les actes les plus importants de la vie e t par suite les humidités corrosives se mettent plus facilement en mouvement ; parce que l'homme a l'habitude de se reposer la nuit ; que la nuit la chaleur est rappelée vers l'intérieur et que les pores sont plus fermés. La lune qui domine beaucoup les humidités mobiles a aussi une influence qui n'est plus contrebalancée par le soleil. C'est aussi la nuit que la matière morbide se multiplie, que l'expulsion des superfluités est ralentie et surtout que la puissance de résistance qui réside dans les organes est considérablement amoindrie. Cette matière qui cause les douleurs est, au point de vue de sa situation, conjointe quand elle occupe le lieu de la douleur, antécédente quand elle est dans les petites veines qui vont vers la peau. Plus la douleur est intense, plus la matière est chaude ; moins la matière est acide, moins la douleur est

durable ; plus les pustules sont larges, moins elles déterminent de prurit. L'humeur qui produit les douleurs
est de la bile qui, par une coction spéciale, est devenue
acide, ou âcre par mélange avec une terre engendrée
contre nature et qui n'a pu être expulsée. L'acuité de
cette matière résulte donc de sa constitution bilieuse, de
la terre nitreuse qu'elle renferme ou de sa coction incomplète. — Partant de ces idées théoriques, Torella classait
les manifestations cutanées qu'il avait reconnues dans la
maladie française de la façon suivante: Il y a deux classes
d'accidents dans la pudendagre, comprenant chacune
trois espèces. La première classe renferme les pudendagres sèches : 1° celle qui n'émet aucun liquide à
l'extérieur ; 2° celle qui donne une petite quantité d'humidité virulente, et 3° celle qui donne un peu de chassie
épaisse et sèche. La seconde classe comprend les accidents cutanés qui donnent : 1° du pus louable ou qui
s'en rapproche ; 2° ceux qui fournissent une grande
quantité d'humidité, subtile et virulente ; on les appelle, à cause de cela, pudendagres virulentes : 3° ceux qui
émettent une humidité épaisse ; on les désigne sous le
nom de pudendagres sordides.

Les pudendagres sèches sont faites d'une matière sanguine mêlée de bile pure, ou convertie en mélancolie.
Elles déterminent des douleurs plus vives et plus fixes
que les pudendagres humides. Parmi les espèces de cette
classe, il faut en signaler surtout deux, l'une qui n'a ni
squames, ni croûtes, l'autre qui présente des croûtes et
des squames et par cela même des ulcères. Ces ulcères
toutefois ne dépassent pas la superficie de la peau et se
produisent seulement quand on arrache violemment les
croûtes ou les squames ; si on les laisse tomber naturellement on ne trouve point d'ulcères après elles. Je dois

dire qu'il y en a une variété qui laisse des ulcères, quelle que soit la manière dont on enlève leurs croûtes ou leurs squames. Dans cette dernière, si on place le doigt sur une croûte qui est encore adhérente et qu'on exerce une pression, on fait sortir au pourtour de celle-ci un pus virulent; je propose de la désigner sous le nom d'ulcéreuse. Ces diverses espèces sont souvent mélangées et un médecin expert et lettré pourra seul les reconnaître. — La pire de toutes est celle qui ne donne absolument aucune humeur. Les pudendagres humides présentent : 1° des pustules de couleur livide, épaisses et larges, offrant des aspérités; en se desséchant elles laissent tomber des squames blanchâtres ; 2° des pustules pointues, étroites, sans fissures ni aspérités, rougeâtres ou citrines, donnant rapidement une sanie presque louable. Les premières ont pour origine l'humeur phlegmatique, les secondes l'humeur sanguine ; 3° celles qui résultent de la matière mélancolique sont de couleur cendrée, et de couleur noire si la mélancolie a subi la coction.

Cilini voulut résoudre la question suivante : Pourquoi la maladie française commence-t-elle par les organes génitaux? Il crut le faire en établissant d'abord que la maladie est composée de bile brûlée mêlée à de la mélancolie qui, parvenant à la surface de la peau, détermine l'ulcération de celle-ci et la formation consécutive d'une croûte. Puis, s'appuyant sur l'autorité de Galien, il ajoutait : « Il est évident que le cancer résulte surtout d'une « lie du sang épaisse et brûlée comme celle du vin et de « l'huile, parvenant plus facilement aux organes à tissu « lâche et mou qu'à ceux dont le tissu est dur. C'est « pourquoi il siége le plus souvent dans les organes qui « offrent cette constitution, telle que la verge, l'anus, la « vulve, les lèvres de la bouche, etc. Il n'est donc pas

« étonnant que cette maladie française, qui est produite
« par des humeurs semblables, débute dans les mêmes or-
« ganes. » Steber (16) professait une théorie à peu près
identique; toutes les humeurs contribuent à la formation
des pustules quand elles ont subi une coction de nature
spéciale qui leur donne des propriétés acides et les rend
inutiles à l'économie. La nature cherche alors à les expulser en les chassant vers la peau, des organes les plus nobles vers les moins nobles et les accidents débutent aux
organes génitaux par suite du nombre, de la largeur de
leurs vaisseaux et de la laxité de leur tissu. Il classa les
pustules d'après leur mollesse, leur dureté, leur virulence, leur couleur, leur chaleur, leur douleur et leur
ulcération. Cette théorie humorale fut reprise par Widman (17) et étendue au-delà de toute limite; il trouva que
la matière était en plus de son acuité, corrosive et véné-
neuse, le tout provenant d'une coction incomplète de
l'humeur bilieuse. Il rechercha la cause productrice de
cette modification des humeurs et la trouva : 1° dans la
trop grande chaleur du foie brûlant les humeurs; 2° dans
la faiblesse attractive de cet organe chargé d'attirer et
de séparer la bile de la masse du sang; 3° dans l'alimentation déterminant la production de cette humeur. Il faut
comprendre ici par alimentation non-seulement les aliments et les boissons, mais encore les autres choses qui
étaient dites bien à tort non naturelles. Parmi elles :
1° l'air excessivement chaud brûlant les humeurs, l'air
corrompu ; 2° les mouvements violents et laborieux :
3° les passions, les accidents de l'âme, comme la haine,
la colère, la rixe, la fureur, etc. ; 4° les condiments tels
que le sel, les capres, les olives, les poissons salés, les
viandes fumées et salées, la chair de porc, surtout de ces
porcs qui ont des pustules; 5° les substances amères ou

âcres, ou acides, tels que sinapis, raisins verts, ail, etc.; 6° le vin trouble, tourné ou acide, l'eau de mauvaise qualité.

C. Schellig (18), qui rattachait les accidents cutanés au genre formica (voyez le tableau), constitua une classification des syphilides où il faisait rentrer de la façon suivante toutes les pustules : « Ces accidents sont formés de «bile ou de bile mêlée aux humeurs : 1° dé bile non natu- «relle par cuisson d'où dérive le genre *formica corrosiva;* «2° de bile mêlée avec les autres humeurs donnant nais- «sance au *formica miliaris*, genre qui comprend plusieurs «espèces selon la variété de composition des humeurs «avec la bile.» Parmi elles les unes ont une base épaisse et, s'élevant en hauteur, elles sont arrondies, se termin- nent en pointe, et à leur sommet on trouve une petite vésicule qui se crève et qui est ensuite remplacée par une croûte — ce sont les *formica verruqueuses*. D'autres ont une base mince et étroite, elles sont arrondies, leur tête est plus large que leur base; elles offrent, comme les précédentes, une vésicule, puis une petite croûte — ce sont les *formica porrales*. On les désigne encore sous les noms de *ficales* et de *bothorales*. La formica miliaris pro- prement dite est constituée par la réunion de plusieurs pustules analogues, par la couleur et le volume à des grains de millet. Quand au mécanisme de l'altération des humeurs, il a lieu par trois causes, qui sont : primitives, antécédentes et conjointes.

1° Primitives. La trop grande chaleur de l'air qui brûle les humeurs et les attire à la surface de la peau, ou l'exis- tence d'un air trop froid congelant les humeurs et les disposant à la putréfaction, un air trop humide les faisant putréfier; la trop grande sécheresse de l'air qui les des- sèche les rend acides et cuites, enfin l'influence des

astres qui en cause l'ébullition; les aliments engendrant
des humeurs acides et putrescibles, l'exercice violent dés-
ordonné après un repas.

2° Antécédentes. La présence dans le corps d'humeurs
putréfiées et déjà multipliées.

3° Conjointes. L'incrustation des humeurs multipliées
dans la superficie de la peau donnant déjà lieu à des pustules.

Il se produisit beaucoup d'autres théories dans les années qui suivirent, mais elles furent toutes calquées sur
les précédentes et ce ne fut qu'en 1505 que l'on en vit
paraître une qui fit faire quelque progrès à la partie théo-
rique de la question; elle appartient à Cataneo. Il fit ré-
sider la cause de l'infection dans l'introduction d'un
venin spécial dans l'économie. Ce venin provenait, à ses
yeux, d'une altération du flux menstruel dont la complexion froide et sèche était modifiée par la présence
d'une certaine quantité d'humeur mélancolique et d'humeur bilieuse; ce venin, par suite de la présence de la mélancolie, s'opposait à la coction, entraînait une altération
du foie, d'où par suite le mélange du sang et de la bile,
cette dernière ne pouvant plus être isolée. Développant
ensuite son hypothèse, il va même jusqu'à décrire les
signes qui font reconnaître l'altération du fluide et ses
caractères contagieux. Il reconnut que, dans quelques cas,
les accidents se manifestaient aussitôt après l'introduction
du virus dans l'économie, dans quelques autres que son
action était lente et que sa présence se révélait tardivement. «Il arrive dans cette maladie, disait-il, ce qui se
«produit dans la morsure d'un chien enragé où l'on voit
«le poison introduit se cacher pendant des mois et des
«années.» Puis, après avoir admis que la constitution et
la disposition de ceux qui s'exposent au danger de la con-

tagion influent beaucoup sur celles-ci, il ajoutait : «Peu
«à peu le virus, s'infiltrant dans le corps, envahit les or-
«ganes, pénètre dans les veines et, comme il a une res-
«semblance avec le sang, domine les humeurs et les con-
«vertit à sa ressemblance; la matière mélancolique
«altère le cerveau, le foie, puis les nerfs, les jointures,
«détermine la production de gales, de pustules, de saphati,
«d'impétigo, de serpigo, de fausse phlegme, de morphée.
«.....Cette maladie est unique, de même qu'elle n'a qu'une
«cause.

« Le sang est primitivement infecté puis refusé par les
« organes qui n'en veulent plus pour se nourrir, la nature
« l'expulse vers la peau qui est l'émonctoire de tout le
« corps. De là naît toute la série des manifestations cu-
« tanées qui sont proportionnées à la quantité de matière
« peccante renfermée dans le sang, celui qui arrive dans
« les os pour les nourrir étant le plus épais de tous, ne
« peut être suffisamment expulsé par les porosités de
« ceux-ci; il subit alors dans leur intérieur une seconde
« coction, finit par adhérer à leur propre substance et dé-
« termine les douleurs violentes. Si l'action de ce virus se
« continue sur les principaux organes, la masse sanguine
« altérée se dessèche de plus en plus, augmente et finit
« par donner lieu à des nodosités dures comme des pierres.

« Les débauchés sont plus vigoureusement frappés par
« la maladie et guéris plus difficilement que les gens con-
« tinents. Les jeunes gens, toutes choses égales d'ailleurs,
« sont plus faciles à guérir que les vieillards. Si la maladie
« est récente et bien traitée elle guérira en peu de temps,
« si elle est de date ancienne elle sera plus difficile à mo-
« difier-et même pourra devenir incurable, surtout chez
« les vieillards et les personnes affaiblies. L'homme est
« plus facilement et plus souvent infecté que la femme. »

Je viens de rapporter aussi fidèlement que possible les théories qui eurent le plus de succès à la fin du xve siècle et celles qui durèrent le plus longtemps, reste maintenant à les juger. Tout le monde peut voir qu'elles ont depuis lors subi bien des modifications souvent plus apparentes que réelles, et certainement le tableau de leurs transformations successives serait d'un grand intérêt, mais je ne me sens pas assez d'autorité pour l'entreprendre.

Quoi qu'il en soit de toutes ces études isolées, faites dans diverses contrées de l'Europe, il résulta au commencement du xvie siècle une connaissance assez précise des symptômes et de la marche de la syphilis. On résumait ses caractères de la façon suivante (19) : La maladie française est une solution de continuité, engendrée par les humeurs brûlées par contagion, presque toujours dans la cohabitation ; commençant par quelques pustules malignes, la plupart du temps par le pudendum, ensuite envahissant les autres parties extérieures du corps, surtout la tête, puis pénétrant dans les parties internes produisant des douleurs autour des articulations et, la nuit, des douleurs autour des os ; donnant naissance à des apostèmes devenant des ulcères de mauvaise nature ; entraînant la viciation des os, le plus souvent ne cessant qu'après une très-longue durée.

Nous avons déjà parlé des autopsies qui furent pratiquées pour connaître les causes de la syphilis et rechercher en particulier celles des douleurs ostéocopes. On était au début de la renaissance de l'anatomie, on mit un grand empressement à ouvrir les cadavres de ceux qui avaient succombé en puissance de la maladie. Des dissections furent entreprises dès les années 1495 et 1496 par divers anatomistes dont on ignore les noms et par Benedetti.

Ces observateurs trouvèrent du liquide séreux et purulent dans les articulations, la matière que contiennent les gommes, les sécrétions du périoste et les altérations des os. Ces découvertes vinrent à l'appui des théories déjà en vigueur et semblèrent leur donner une démonstration matérielle. Dans la suite les autopsies se multiplièrent et s'il faut ajouter foi à G. Faloppe, Bérenger de Carpi (1502) en fit un bon nombre et, entre autres, celle de deux Espagnols syphilitiques.— Je ne veux pas non plus passer sous silence les figures représentant les pustules de la maladie française que l'on trouve en tète de quelques-uns des livres qui furent publiés à cette époque. Elles sont peu démonstratives, il est vrai, leur dessin est naïf, leur composition compliquée et empreinte de ce surnaturalisme qui se rencontre à chaque pas dans les productions du temps, mais au point de vue de l'histoire de l'iconographie des maladies vénériennes, elles ont quelques valeur. Il faut placer en première ligue, par ordre de date, le frontispice de l'opuscule de Steber où sont représentés un homme et une femme couverts de pustules, puis celui que Grunpeck (20) a mis en tète de sa dissertation sur les vers de Sébastien Brandt. Cette estampe (21) représente, outre trois personnages inutiles au sujet qui nous occupe, deux femmes à genoux, dans l'attitude de la prière, la face, la partie antérieure du cou et le dos des mains de ces femmes sont couverts de pustules. Un peu au-dessous gît le cadavre d'un homme dépouillé de ses vètements et qui, des pieds à la tête, porte une éruption de pustules. Celles-ci sont malheureusement représentées si succinctement qu'on ne peut en reconnaître l'espèce, cependant l'ensemble rend assez bien l'aspect d'une éruption syphilitique. La gravure sur bois qui se trouve au commencement du petit traité de Delgado (22) est conçue dans le même esprit et n'a pas plus de valeur scientifique.

Les observations qui datent de 1497 offrent plus d'in
térêt. Elles sont faites avec soin et ramènent à de justes
proportions l'idée qu'on doit se faire de la syphilis au xv^e
siècle. Elles réfutent d'elles-mêmes ces descriptions exagérées sur la violence de la maladie mises en vigueur par
quelques médecins, par les historiens et les poëtes. Torella en a publié cinq que je traduis presque en entier, ne
négligeant que les détails théoriques fastidieux; Montagnana le jeune en a donné une, adressée sous forme de
consultation au vice-roi de Hongrie (22). G. Vella (24) a
rapporté celle d'Aloysius de Mantoue; B. Maggi (1541) a
donné celle du comte Galéas. En se rapprochant de notre
époque, on trouve celles d'Amatus Lusitanus (Rodr. de
Castello-Blanco) (1554), de J. Cardan, et dans les recueils
de Nicol. Tulpius, de H. de Moinichen, de Mart. Ruland,
de Lazare Rivière, d'Ach. Gasser, de Jér. Reusnerus, d'Antoine Mizauld, de Thomas Bartholin, de Welschius, on
en lit un grand nombre qui comprennent presque tous les
faits intéressants des xvie et xviie siècles. Je signalerai
particulièrement l'observation de B. Maggi (25) qui est
des plus curieuses, et celles d'Amatus Lusitanus (26) qui
établissent nettement l'existence de la syphilis héréditaire.

Consultations contre la pudendagre, par G. Torella.

Consult. I. — Nicolas Valentin le jeune, qui avait pour moi
une grande amitié, âgé d'environ 24 ans, de stature et de cor-
pulence médiocres, de complexion sanguine tendant vers la
bilieuse, eut commerce pendant le mois d'août avec une femme
atteinte de mal français. Aussi, dès le même jour, fut-il infecté
par la maladie. L'infection commença à paraître sur la verge
comme cela a coutume d'arriver le plus souvent, et cela le jour
suivant par un ulcère accompagné d'une dureté allongée, se

dirigeant vers l'aine, à la manière d'un rayon, avec sanie et
virulence. Six jours après, l'ulcère étant à moitié guéri, le malade fut pris de douleurs très-intenses dans la tête, le cou, les
épaules, les bras, les jambes et les côtes, surtout dans les muscles, avec de grandes insomnies. Dix jours après parurent
beaucoup de pustules sur la tête, la face et le cou qui toutes
aboutirent. Les douleurs et les pustules n'augmentèrent ni ne
diminuèrent jusqu'au 2 octobre. Monseigneur le duc Valentin,
son père, comprit alors qu'il avait la pudengagre, s'empressa
de me demander mes soins, et lui enjoignit de faire soigneusement ce que je prescrivis. J'écrivis en sa présence le traitement que son fils devait suivre. Il souffrait comme je l'ai dit,
d'une pudendagre provenant de phlegme mélée à la fausse mé-
lancholie, j'ordonnai donc un traitement comprenant les six
choses non naturelles.

J'ordonnai qu'il évitât l'air trop froid ou trop chaud, qu'il
vécût au milieu d'un air tiède et un peu humide dans lequel les
pores s'ouvrent facilement. Secondement, je lui ordonnai de
s'abstenir d'aliments de saveur douce, à savoir de dattes, de
mets où il entre du miel, des amers et des acides, car je défendis l'ail, l'oignon, le raifort, le radis noir, la roquette, la moutarde, les épices, j'ordonnai la privation de toute chose salée
et vinaigrée, je prescrivis l'usage de choses insapides, mais
nourrissantes, savoir, poulets, coqs, chair de veau, de boue, de
castres; pour service de table, je permis l'usage du gruau, des
laitues, de la chicorée, de la bourrache acide et de la buglosse.
Il se priva de choux, de raves, de panais, de riz. Il usa de vin
blanc bien mouillé. Je ne lui donnai point de règles pour le
sommeil parce que ses douleurs l'empêchaient de dormir. Je
l'engageai à avoir une selle par jour au moins, avec un lavement.

Je lui défendis la colère, la rixe, le coït, et je lui promis une
guérison rapide. Dans le traitement par les potions, j'ai eu
trois intentions : la première d'évacuer, la deuxième de résoudre, la troisième de détruire ce qui pouvait rester. La première
fut remplie avec les digestifs et les évacuants, il prit donc pendant sept jours de suite de ce sirop, après quoi il restait au
moins trois heures sans manger. R. sirop d'épithème, de chicorée sauvage, de fumeterre, de chaque une once, mêlez.
Comme les traces de la digestion commençaient à paraître dans
l'urine, je lui donnai le huitième jour une once de l'électuaire

suivant : R. hermodactyle (27), turbith, de chaque une demie
drachme, de scamonée, 15 grains, de galanga, de saponaire,
de mastic, ensemble, 8 grains, semences de millet, d'anis, de
fenouil, de chaque 13 grains, de sucre, 2 onces, mêlez et
faites un électuaire que vous transformerez en tablettes. — Il
en prit, comme je lui avais recommandé une once dès l'aurore,
dormit un peu par là-dessus ensuite, il évacua une grande partie de la matière morbide, sans fatigue, car si tu examines les
ingrédients, tu pourras juger facilement qu'ils ont une grande
propriété d'évacuer les matières mêlées contenues dans les
nerfs, les muscles, la graisse. Cette évacuation guérit ses douleurs et ses bras devinrent plus agiles qu'auparavant. Le même
jour il mangea du bouillon de poulet assaisonné avec des laitues; il fit cela pendant la nuit, afin d'immobiliser et d'encras-
ser les matières mobiles et comme furieuses. Je lui prescrivis
en outre, ce sirop à prendre vers la cinquième heure de la nuit
et de se mettre au lit aussitôt. — R. Sirop de pavot, une once,
eau de pavot et de nénuphar, de chaque une demi-once, mêlez.
—Cette nuit, il dormit mieux que pendant les trois mois passés,
aussi en se levant le matin il dit à son valet, assurément je suis
guéri. — Ce matin-là il prit un clystère laxatif et ne sortit pas
de la maison. Deux jours après, je lui ordonnai d'entrer dans
une étuve et là de suer tant qu'il pourrait y résister; il y sua
très-copieusement. Chez l'étuviste, je le fis mettre au lit où il
sua de nouveau, en dormant pendant une heure, comme le dit
Avicenne, le sommeil retient tout flux, excepté la sueur. Son
corps ayant été bien frotté et bien nettoyé, il retourna bien
couvert chez lui, déjeûna et dîna comme de coutume. Ainsi,
pendant trois jours, il entra dans l'étuve et toujours sans bain.
Aussi, le cinquième jour, il vint me remercier mille fois, je
l'avais guéri de ses douleurs ; comme il restait sur sa figure et
sur beaucoup d'autres parties de son corps, beaucoup de pustules, je lui ordonnai de les oindre la nuit avec l'onguent suivant : R. térébenthine lavée dix fois avec de l'eau de scabieuse
et de chélidoine, une once et demie, de beurre récent, une once,
d'huile de jaunes d'œufs, une demi-once; mêlez et faites un
liniment dont vous enduirez seulement les pustules; on doit se
servir de cet onguent cinq jours de suite. — Ensuite j'ordonnai qu'il prit six drachmes de l'électuaire ci-dessus. Celui-ci
détermina trois selles et la dernière ayant été différente en
substance et en couleur, j'en induisis que toute la matière était

détruite. Je le fis retourner néanmoins à l'étuve le troisième jour. En suant toutes ses croûtes tombèrent et ainsi nettoyé, il retourna chez lui débarrassé de ses pustules et de ses douleurs. Pendant quelques jours je lui fis prendre encore une pilule avant le repas. Les nodosités apparentes sur les membres furent guéries avec poudre de racine de pain de pourceau (cyclame) mêlée avec de la lie d'huile de lis blanc. Pour éviter la récidive, j'évacuais chaque jour les matières avec la prescription ci-dessous. R. Aloès lavé avec eau de chélidoine une drachme, pilules de Hiera (28) avec l'agaric, trois scrupules, mêlez et faites avec de l'eau de chélidoine, 18 pilules, que vous dorerez suivant l'usage.

2ᵉ Consultation. — Un homme de 46 ans, sanguin, replet, de taille plus que médiocre, pendant le mois d'août, se livra à des travaux excessifs, au voisinage de la mer, sans se préserver des rayons solaires et en suivant un régime mal réglé. Aussi fut-il pris d'une pudendagre sanguine. Trente jours après que sa verge eût été infectée, après un sommeil prolongé, il trouva tout son corps couvert de taches larges, rouges, sans pustules. Cinq jours après, il fut pris de douleurs intenses au cou à la tête, et aux épaules. Les macules commencèrent à subir la desquammation et bientôt les douleurs se multiplièrent par tout le corps tout en ne se faisant sentir que la nuit. Tout le monde le fuyait à cause de la grande laideur de sa face, car toute sa figure était pleine de taches rouges qui la rendaient horrible à voir. Aussi vint-il demander si sa maladie pouvait être guérie, car, pour lui, il n'avait plus aucun espoir de salut, persuadé qu'il avait la lèpre, comme on ne cessait de le répéter.

En effet, avec ses douleurs et ses taches, il lui était survenu de la raucité de la voix. Cela tenait à ce que dans ses douleurs intenses il vociférait et criait très-haut, et que par suite, son épiglotte et sa glotte s'étaient imbibées d'humidité, ce qui entraîne la raucité de la voix. Moi, par de bonnes paroles, de bonnes raisons et de bons exemples, je lui promis que, si Dieu le permettait, je lui rendrais en peu de temps une santé parfaite.—Voilà comment je le traitai : Comme il se plaignait d'un trop grand suréchauffement du foie, et comme son urine était rouge et épaisse, pour faire sortir et diminuer la pléthore, je lui ordonnai de prendre, dès le matin, un lavement et de se faire saigner à la veine basilique du bras droit. Le sang m'ayant paru noir et épais, je permis qu'on en tirât 9 onces. On fit sortir ainsi une certaine quantité d'humeur peccante, car les douleurs furent sensiblement amoindries. Ensuite, je prescrivis un régime dans les six choses non naturelles. Surtout qu'il se gardât d'un air épais ou humide. Je lui enjoignis de se vêtir de telle façon que, quoi qu'il arrivât, il n'eût ni trop chaud ni trop froid, qu'il embaumât sa chambre avec du styrax, de l'encens, de la calamite et de la sandaraque, parce qu'elle me paraissait un peu humide. Pour qu'il fût en bon esprit, je lui ordonnai de fuir la colère, la tristesse, la sollicitude. Je lui enjoignis de se tenir avec ses amis pour se réjouir, se dilater, d'avoir bonne confiance que, sans aucun doute, la médecine allait lui rendre la santé. Comme il était très-enclin à la cohabitation, je lui dis de l'éviter autant qu'il pourrait. Je lui défendis un exercice violent, surtout après une purgation et avant d'entrer à l'étuve; je lui tins le même langage au sujet des frictions. S'il le pouvait, je le poussai à dormir, à éviter les veilles immodérées, car les veilles, comme le dit Avicenne (Tertio primi, cap. XIII), corrompent la complexion du cerveau, l'affaiblissent, brûlent les humeurs, et font les maladies aiguës; le sommeil agit contrairement; néanmoins je lui dis de prendre garde au sommeil de midi, suivant le précepte d'Avicenne (Tertio primi, cap. IX), qui dit : Il est mauvais de dormir en jour, car ce sommeil engendre les maladies humides, les rhumatismes, altère la couleur, augmente la rate, relâche les nerfs, pousse à la paresse, affaisse le désir, engendre les apostèmes et les fièvres. — Et un peu plus loin il ajoute : Celui qui a coutume de dormir en jour ne doit pas perdre brusquement cette habitude, et ne doit aller dormir que deux heures après avoir mangé. Je lui ordonnai de se bien couvrir pendant son sommeil, parce que, dans l'accomplissement de cet acte, la chaleur se cache dans l'intérieur et, par cela même, le froid se fait sentir. Je lui enjoignis d'éviter tout aliment de mauvaise nutrition et de difficile digestion, surtout qu'il prît garde de manger des coings qui ont la propriété de donner des douleurs dans les jointures et les nerfs;—qu'il se fît servir des poulets, des coqs, des étourneaux, des faisans, de la viande de veau, de jeunes castres, de chevreau, bouillies et assaisonnées avec des laitues, de la bourrache, des courges, de la farine de gruau et autres choses semblables.—Je lui imposai au moins deux selles

par jour, et s'il ne pouvait le faire, qu'il prît pour cela un clystère ordinaire.—Ceci établi, j'eus deux intentions générales :
la première tendait à le guérir de la présente disposition, la
seconde à le préserver de la récidive.—La première fut faite en
digérant et en évacuant, non-seulement par des selles mais
aussi par des sueurs; en des dissolvant, en abstergeant les
restes et reconfortant, suivant les indications de Galien et
d'Hali (Tertio techni). — Je guéris ainsi non-seulement la maladie mais encore les accidents. — Il prit, pendant neuf jours
consécutifs, le sirop suivant :

Pr. Sirop d'endive, de fumeterre, d'oseille, de chaque une
demi-once; eau de laitue, de bourrache et de scabieuse, de
chaque une once. Mêlez.

Ensuite je lui donnai : Pr. Turbith, une demi-once; hermodactyle, 2 drachmes; scamonée, 5 grains; épithème, 1 drachme;
zédoaire, 2 scrupules; gingembre, 1 drachme; pulvérisez
comme il convient; placez dans eau de scabieuse; eau de fumeterre, de chaque 1 livre; chauffez sur un feu doux, jusqu'à
réduction de moitié; passez, et faites prendre chaud.

Il alla avec cette médecine sept fois à la selle, et rendit cette
matière qui entretenait les douleurs et les taches. La matière
ayant été ainsi diminuée, je le fis entrer, deux jours après,
dans l'étuve, sans aucun bain. Il sua pendant deux heures une
sueur fétide et citrine. Après il monta dans la chambre, se mit
au lit, où il sua de nouveau. Sa sueur teignit les linges d'une
couleur citrine. Ensuite il mangea selon sa coutume et fit de
même un bon souper. A la cinquième heure de la nuit, il prit
une once et demie de sirop de pavots, dormit consécutivement
pendant toute la nuit et ne ressentit aucune douleur; le matin
suivant, je lui fis donner une once de sucre rosat avec ces
eaux : Pr. Eau d'endive, de scabieuse, de fumeterre, de chaque
une once et demie; mêlez. Il retourna à l'étuve, comme il avait
fait le jour précédent, et continua pendant les cinq jours qui
suivirent.—Le septième jour il prit les pilules.—Pr. Pilules de
lapis-lazuli, 1 scrupule; pilules d'hermodactyle, 2 scrupules;
mêlez et faites avec de l'eau de chélidoine 7 pilules, qu'il prit
à la dixième heure, après quoi il dormit un peu et eut quatre
selles. Cette nuit-là on lui donna aussi du sirop de pavots. Le
jour suivant il oignit ses taches avec cet onguent : Pr. Huile
rosat, beurre, de chaque une once; suc de fumeterre, de plantain, d'hièble, de sureau; faites en sorte qu'ils bouillent un

peu, puis ajoutez de la térébenthine lavée, et un peu de soufre
vif (soufre en bâton). A la troisième onction, les macules et
les squames disparurent, les petites écailles tombèrent. Cependant j'ordonnai qu'il entrât dans l'étuve, et que là il fut lavé
avec cette décoction : Pr. 3 poignées de lupins, 2 pincées de
son, racines récentes d'aunée, racines et fleurs de mauves,
fleurs de napathum (patience ou bistorte), de bardane, de
fumeterre, de chaque deux poignées; faites bouillir dans
quantité suffisante d'eau, jusqu'à réduction au tiers. Dès qu'il
commença à suer, on le lava avec cette eau chaude et on l'essuya avec des linges chauds; néanmoins il resta dans l'étuve
pendant une heure tout en sueur. La sueur bien esséchée, le
corps bien couvert, il s'en fut manger et resta guéri. Comme
ces maladies sont sujettes à la récidive, j'ordonnai qu'il prît
chaque jour, avant le repas, une des pilules ci-dessous :
Pr. Aloës lavé avec eau de chélidoine, 1 drachme et demie;
trochisque d'Agaric, une demi-drachme, et avec de l'eau de
chélidoine faites 15 pilules.—Il prendra aussi, avant de manger,
un morceau de l'électuaire suivant, qui reconforte le cœur, le
foie et le cerveau, comme le dit Mésüe : Pr. Espèces aromatiques de la description de Gabrielle, 2 drachmes et demie, des
espèces diarrhodon, d'Abbas, 1 drachme ; sucre très-blanc,
3 onces; mêlez et faites, avec eau de chélidoine, q. s., un
électuaire divisé en 8 morceaux.

3e *Consultation*.—Un jeune Lombard, de 30 ans, de complexion phlegmatique, fut infecté, par voie de contagion, de
pudendagre phlegmatique. Le dixième mois il lui survint de
grosses pustules avec croûtes, d'où il sortait une sanie épaisse,
blanche, tendant vers le gris, et des douleurs. Il fut traité des
douleurs et des pustules par certains onguents, mais il redevint
plus malade que jamais, et ses douleurs augmentèrent. Je l'ai
guéri en modifiant sa complexion et en évacuant la matière
peccante, qui était de phlegme brûlée, tournée en mélancolie,
avec un peu d'admixtion de bile. Quand il était en santé, il
était d'un certain embonpoint, et depuis sa maladie il avait
maigri. Chose digne de remarque, je mange bien, disait-il, je
digère bien, je retiens bien, j'attire bien, j'expulse bien, je ne
ressens aucune douleur dans la région du foie. Ses fonctions
ne sont pas manifestement lésées, et les opérations de son
cerveau sont louables, outre qu'il ne peut dormir la nuit à

cause de ses douleurs.—C'est pourquoi je lui ordonnai d'habiter une chambre sèche et chaude, de la chauffer avec un peu de bois sec, de prendre soin qu'elle ne fût pas au rez-de-chaussée et voûtée ; qu'il se couvrît le mieux qu'il pourrait (parce qu'il était pauvre et mendiant).—Je l'exhortai à la gaieté, à la joie, à fuir la colère, la tristesse et la sollicitude, car avant le mois d'octobre fini il serait guéri.— Et Dieu m'est témoin qu'il vint lui-même m'annoncer que cette nuit-là il dormit par le seul fait de son imagination et par l'espoir de la guérison. Après une légère évacuation, je lui enjoignis l'exercice, non-seulement avant dîner, mais encore avant souper, et comme les douleurs l'empêchaient de dormir, je ne lui dis rien du sommeil et des veilles.—Son alimentation fut de chair de castre, cuite à l'eau, assaisonnée avec des feuilles de bourrache et de scabieuse. Pour boisson, je lui prescrivis du vin blanc mouillé. Je lui permis le pain blanc bien cuit et des œufs frais. —Je lui fis prendre successivement un minoratif, un laxatif, une poudre calmante et dormitive.

L'exercice, avant le repas, lui fut recommandé jusqu'à la sueur inclusivement.—Puis des sudations dans l'étuve. Un soir il vint me trouver et me dit : « Maître, je me trouve bien ; « je suis débarrassé d'un grand poids, car je puis maintenant « porter mon bras à ma tête, jeter une pierre, me promener « avec un bâton, ce que je ne pouvais faire avant. » Je lui prescrivis néanmoins un clystère avant le repas, du sirop calmant pour la nuit, son sirop habituel le matin ; enfin, l'étuve et des frictions avec l'onguent renfermant de la térébenthine et du soufre. — Maintenant il construit des maisons, comme il avait coutume auparavant, et il est réputé, dans cette ville de Rome, pour un bon ouvrier.

4ᵉ *Consultation.* — Un homme d'un âge indécis, maigre, de couleur noirâtre, ayant peu de cheveux, montrant les autres signes de la complexion mélancolique, était atteint, depuis un an, de pudendagre, et, comme il me le rapporta, elle le prit en se couchant dans le même lit que son frère, qui en était infecté. Il commença par éprouver des douleurs, deux mois après, pendant une nuit qui suivit un jour de travail violent. A l'heure qu'il était tourmenté par ses douleurs, il fut couvert, des pieds à la tête, de grosses pustules croûteuses, cendrées, et ensuite il n'éprouva plus de douleurs. Il resta dans cet état pendant dix mois. En ce moment, il éprouve les douleurs les plus fortes depuis un mois et demi; peu de pustules lui restent, et il a deux ulcères virulents et douloureux sur la jambe gauche. D'après lui, c'est un chirurgien qui a été cause de l'élargissement de ces ulcères, car il les a traités par une substance corrosive. Ses douleurs le tourmentaient continuellement, mais étaient plus intenses la nuit. Comme il est charitable de secourir les malades et surtout les pauvres, et aussi, d'après l'ordre de Mgr. le duc Valentin, je l'ai guéri. (Le traitement est semblable à celui des trois consultations précédentes.) Il fut guéri de ses ulcères par un chirurgien de ses amis.

5ᵉ *Consultation.*—Jean de Tolède, faisant partie de la maison de Mgr. Fr. de Borgia, âgé de 55 ans, d'habitude extérieure médiocre, de tempérament naturellement bilieux , d'un foie qui présentait une surabondance chaude et sèche, ce qui engendre les humeurs brûlées, que la rate attire pour sa propre délectation. Celle-ci pouvant en contenir une si grande quantité, les transmit, par voie de régurgitation, aux diverses parties du corps, où elles furent mêlées avec une phlegme épaisse, produite dans l'estomac par voie d'indigestion, autant à cause des veilles et des douleurs que par un régime irrégulier. Dix mois après qu'il eût été pris de la pudendagre, avec pustules, douleurs très-intenses des bras, des épaules, du cou, des pieds , des mains, et surtout de la partie antérieure des jambes, où les os sont presque dépourvus de chair, avec recrudescence la nuit, car le jour elles s'adoucissaient; après avoir consulté des gens malhabiles, qui le rendirent pire après lui avoir fait faire beaucoup de remèdes, ledit Jean vint implorer mon secours. Il le fit à grande peine, car il pouvait à peine se mouvoir. Je dis que c'était la pudendagre, espèce de gale. Il est bon de donner ici le moyen de scruter et de trouver les maladies occultes. Ce à quoi on arrive en comptant, divisant et complétant, etc. (Je ne reproduis pas ce diagnostic différentiel, m'étant expliqué plus haut sur ce point. Le traitement ne diffère pas des précédents.)

V

Il faut se demander maintenant comment les médecins
du **xve** siècle, ceux qui pensaient avoir affaire à une affection non décrite expliquaient l'étiologie de la syphilis.
Nous avons dit plus haut que Leoniceno chercha la cause
de son développement, dans l'influence des intempéries
de l'air; qu'il conclut que c'était une épidémie puisqu'elle
faisait des ravages çà et là, qu'elle était pestilentielle
puisqu'elle se manifestait par des ulcères de la bouche,
des herpès qui dévoraient les lèvres et beaucoup de tubercules. Tous ses partisans adoptèrent cette manière de voir
et Montagnana le jeune crut même nécessaire d'ajouter à
l'humidité et à la sécheresse consécutive l'influence des
astres. Torella approcha beaucoup plus de la vérité; pour
lui, c'était une maladie contagieuse qui avait existé de
toute antiquité (1); qui, à des époques reculées, avait fait
des apparitions, et qui depuis lors, à cause de la longueur
du temps écoulé s'était effacée de la mémoire des hommes,
parce qu'elle n'avait pas été isolée par une connaissance précise de ses symptômes. Il citait à l'appui de son
opinion un fait historique et une consultation. Le premier
se rapportait à une épidémie qui avait eu lieu sous Hé-
raclius (14 ap. J.-C.), épidémie qui, a ses yeux, était la
syphilis, parce que c'était une *gale maligne*, dont l'horrible aspect déformait les hommes au point qu'on pouvait
à peine les reconnaître. La seconde n'était autre que la
soixante-dixième consultation d'Hugo de Sienne que nous
avons traduite plus haut (§ 1). Il développa également
l'idée de la contagion par contact (2); voici ses propres
paroles : « Cette maladie maligne commença cette fois-ci
« en Aquitaine et parvint par contagion en Espagne vers

« les îles, de là en Italie, enfin, en rampant, parcourut
« toute l'Europe et on peut le dire toute la terre. » Il émit
cette opinion sans l'appuyer par de bonnes preuves,
aussi il n'y faudrait ajouter que peu de foi si elle n'était
confirmée par Benedetti qui affirmait en même temps que (3)
la maladie française venant d'Occident, se propagea en
Italie vers 1493, 1494 ou 1495 ; il ajoute, en outre, que
très-peu de temps après ce fut également d'Occident que
vinrent des empiriques habitués à la traiter. Ceux-ci allaient de villes en villes, guérissaient peu de malades,
mais en tous cas réalisaient un grand gain. Beniveni
confirme seulement une partie de la proposition de Torella, il fait débuter la syphilis en Espagne, la fait se propager d'abord en France d'où elle s'étendit sur toute l'Europe. Il y en eut même qui allèrent plus loin et voulurent
préciser son point de départ : elle dérivait de la lèpre ou
de l'ulcère du col utérin et était née à Valence, etc., etc.
La contagion fut admise par la majorité d'entre eux,
Widman et Schellig soutenaient qu'elle était contagieuse,
comme la gale, qui émet une sorte de matière épaisse, s'é-
vaporant rapidement et déterminant par sa présence sur
la peau du prurit et un peu de cuisson. Qu'elle se trans-
mettait surtout dans la cohabitation par le contact d'une
pustule sordide ou virulente, par des linges souillés par
des syphilisés, par des chaussures ayant été portées primitivement par eux ou par des vases, des coupes leur
ayant servi ; en se faisant faire la barbe par l'un d'eux ou
avec un rasoir ayant servi à un infecté. On crut que la
sueur, le lait des nourrices malades, le contact des vêtements, le séjour prolongé près de malades portant la syphilis, que l'haleine seule suffisait pour donner la maladie. Cependant ils surent reconnaître (Cataneo) que quelques individus étaient réfractaires à la généralisation du

virus. L'idée de la contagion était poussée si loin qu'ils engageaient par leurs écrits et par leurs discours à fuir les syphilisés comme les lépreux et prescrivirent contre eux des moyens de sélection fort sages, propres à amoindrir la propagation de la maladie; « Il faut, disait Torella, « que les rois instituent des matrones chargées spéciale- « ment de visiter les femmes publiques, et que celles qui « seront infectées soient reléguées dans un lieu donné en « commun, où elles seront traitées par un médecin ou un « chirurgien député pour cela. » — Tout en admettant que la propagation de la maladie avait lieu surtout par la contagion, ils pensaient aussi qu'elle pouvait venir autrement, en usant d'un mauvais régime, en usant d'aliments ou de boissons salées ou acides, ou amères, mais ils ne faisaient cette réserve qu'à l'égard des malades qui niaient tous rapports sexuels. — A côté de ces idées si justes, quoique exagérées, sur la transmission de la syphilis, un bon nombre de médecins, sacrifiant en cela aux travers de leur époque, en émirent d'autres où ils faisaient intervenir l'action des causes surnaturelles. Tous eurent recours à l'astrologie et quoique la plupart méprisassent déjà les rêveries de cet art, ils se voyaient souvent forcés de s'y livrer. Dans tous les palais ils vivaient sur le même pied que les astrologues et étaient forcés à moins de perdre leur considération et les faveurs des grands seigneurs, de les seconder ou de les remplacer. — Ce fut J. Grunpeck qui entra dans les plus grands détails sur ce sujet.

Ce n'était pas un médecin; il était secrétaire de Maximilien Ier, empereur d'Allemagne. Son premier traité, fait d'après les vers de Brandt, ne renferme absolument que de l'astrologie. Le second (4), où il décrit sa propre maladie, présente, au milieu d'exagérations, d'amplications vaines, une description des accidents qu'il éprouvait. C'est lui et quelques autres aussi, peu dignes d'attention, qui ont contribué à répandre l'épouvante parmi leurs contemporains, et ont laissé croire aux historiens qui ont parcouru leurs écrits que la syphilis présentait, à la fin du xve siècle, des accidents insolites et devenus d'une gravité sans égale. Grunpeck donne un libre cours à son imagination et invente des apparitions, des discours dans le goût du Tasse et de l'Arioste, qui ne méritent même pas être tirés de leur oubli. Cet écrivain fantaisiste donne une description exagérée et fausse de tous points des malheurs qui accompagnèrent la retraite de Charles VIII; retraite dont il n'avait pu apprécier lui-même les désastres, puisqu'il ne vint pour la première fois en Italie qu'au commencement du xvie siècle, et qu'il ne se donna pas la peine de consulter les écrits des médecins témoins oculaires de cette retraite, pas plus que ceux des historiens contemporains. Il nous représente Charles VIII obligé de s'enfuir d'Italie parce que son armée est décimée par la syphilis; il peint avec les couleurs les plus sombres les épouvantables douleurs qui enveloppent le corps des soldats, dont toute la surface, sauf les yeux, était couverte d'une horrible gale confluente noire, sale et fétide. Ceux qui étaient atteints de cette horrible affection, abandonnés par leurs compagnons d'armes dans la campagne, demandaient la mort à grands cris; d'autres avaient çà et là au sinciput, au front, au cou, à la poitrine, aux fesses, de grosses écailles dures, semblables à l'écorce d'un arbre, qu'ils arrachaient avec leurs ongles, non sans douleur. Un grand nombre portaient sur le corps une innombrable quantité de verrues et de pustules. Sur la face, sur les oreilles, sur le nez, faisaient éruption des pustules épaisses, sales, érigées comme de petites cornes, et qui donnaient un fluide putréfié et pestiféré. Il y en avait qui riaient de leur propre malheur, d'autres, dont le membre viril était rongé, poussaient des cris et des gémissements, attiraient la commisération des paysans et des hommes simples ; car les hommes de condition élevée, abhorrant cet horrible spectacle, s'étaient enfuis. Les paysans, laissant leur charrue, arrivaient en foule avec des herbes des champs, et exprimaient leur suc sur ces membres malades et verruqueux, chacun suivant son ingéniosité, appliqua ce qu'il pensait produire le mieux la guérison. Ce fut cette description faite après coup, sans documents, qui inspira plus tard les médecins qui firent débuter la syphilis au siége de Naples.

La partie astrologique de son livre ne vaut pas beaucoup plus. Sur ce sujet, ce fut Pierre Pinctor qui l'emporta. Je donne ici un aperçu de ce qu'ils appelaient une consultation astrologique(5).—Le zodiaque était divisé en douze parties appelées maisons; chacune d'elles avait sa signification propre. La huitième était celle de la tristesse, des maladies et de la mort. Les signes du zodiaque présidaient aux diverses parties du corps; les organes génitaux étaient dévolus au scorpion. Les douze signes, divisés en quatre groupes, présidaient aux tempéraments et aux différents âges de la vie. A ces constellations des signes correspondaient les planètes, groupées par trois. Enfin, ces dernières tiraient toute leur influence propre des maisons dans lesquelles on les rencontrait. Toutes les planètes avaient deux maisons, sauf le soleil et la lune, qui n'en avaient qu'une. Toute consultation astrologique consistait à chercher le signe ascendant et sa planète ; le signe qui se trouvait dans la maison correspondante à la chose cherchée et sa planète ; comment cette maison se

comportait vis-à-vis de la planète, du signe ascendant et
à l'égard de la lune. Le signe ascendant et sa planète désignaient le malade ; le signe et sa planète, situés au milieu
du ciel, désignaient le médecin. C'est en s'appuyant sur
ces données que les médecins établissaient que la syphilis
avait été annoncée par les astres en 1483, parce que cette
année-là il s'était fait une constellation terrible et diabo-
lique ; car vers la fin d'octobre, à la deuxième heure après
midi, Mars, Jupiter, le Soleil et Mercure passèrent en même
temps dans la Balance, dans la huitième maison de l'hé-
misphère, qui porte le nom de Maison des maladies ; que
Jupiter fut enflammé, ce qui est de méchant augure.
Qu'en outre, au commencement de novembre de la même
année, Mars et Vénus cohabitèrent dans la même maison
et dans le même signe ; qu'en outre, Vénus et Jupiter
cohabitèrent au même point. Bien plus, la Lune fut deux
fois éclipsée, une fois dans le Scorpion, une autre fois
dans le Taureau, ce qui prédit les plus grands maux et
les plus affreux tourments.

— La syphilis fut reconnue par toute l'Europe presque
en même temps. En Provence, elle fut signalée en 1496.
A Manosque (6), où elle était désignée sous le nom de
las bubas, on a constaté, sur les registres de cette ville,
qu'elle fut apportée en 1495 par les soldats du duc d'Orléans, qui venaient du siége de Novarre. Les chroniques
manuscrites la montrent également dans la ville du
Puy (7), où elle était connue sous le nom de grosse vérole. Elle était, depuis 1494, à Paris et en Allemagne ; en
1489, en Espagne, comme nous l'a appris P. Martyre. En
Afrique, Léon l'Africain (8) constata un peu plus tard
son existence dans l'Atlas, en Numidie et en Lybie. Il
décrit très-bien les symptômes de la maladie et témoigne
que c'était une opinion répandue dans le pays, qu'elle

avait surtout fait des ravages dans ces contrées après l'arrivée des juifs et des Maures chassés d'Espagne (1492). Jacques Bontius, dans son *Traité sur la médecine des Indous* (9), rapporte qu'il vit, à la fin du XVIe siècle, à Amboyne et dans les îles Moluques, une maladie qui régnait endémiquement dans le pays depuis un temps indéfini, qu'il croyait être la syphilis, parce qu'elle était caractérisée par des pustules, des ulcérations, des gommes, des exostoses, etc.

En même temps, la maladie reçut un nom du vulgaire dans toutes les contrées où elle faisait ses ravages et, dès 1497, Torella en donne un ou plusieurs pour chaque pays. On l'appelait, en Italie, *mal francese*; en France, *grosse vérole* ou *vairole*; et, depuis la campagne de Charles VIII, *mal italien, mal napolitain.*—En Espagne, *las pestiferas Bubas* ou *las Bubas* ou *Curiale*. Les habitants de Valence, les Catalans, les Aragonais, après de longues recherches dans les livres, l'appelèrent mal de *sément*, parce qu'ils avaient trouvé la description d'une maladie semblable dans le XIIe livre du Chrétien, de maître François Ximenès; maladie qui, autrefois, avait exercé de grands ravages.—En Allemagne, elle fut désignée sous le nom de *mala de Franzos*; en Angleterre, sous celui de *French pox*. — Par les savants, *morbus gallicus* (Leoniceno); *pudendagra* (Torella); *mentulagra* (Grunpeck); *mentagra* (Hoch, de Brackenau); *syphilis* (Fracastor). Ils lui donnèrent, çà et là dans leurs écrits, les épithètes de *scabies gallica* (Amat. Lusitanus), *pestis, lues, lues venerea* (Fernel).—Dès qu'on eut reconnu qu'on avait affaire à une maladie contagieuse, terrible par ses nombreux accidents successifs, regardée comme incurable par un bon nombre de médecins, la plus grande terreur s'empara des populations. Les malheureux que

la syphilis avait frappés étaient en butte à toutes les misères ; les lépreux eux-mêmes les fuyaient. Grunpeck,
n'ayant pu cacher à ses amis qu'il venait d'en être atteint,
fut immédiatement abandonné par ceux-là mêmes qui lui
faisaient naguère les plus belles protestations d'amitié.
En Allemagne (10), ce fut une telle panique que personne,
pas même les lépreux, ne voulaient habiter dans les
mêmes maisons ; on ne voulait pas leur parler ; les
médecins refusaient de les soigner, de les visiter ; ils les
abandonnaient comme des cadavres en putréfaction, ils
vivaient à l'aventure, dans les champs et dans les forêts.
Il vint de Naples et de France quelques empiriques qui
entreprirent, plutôt par témérité et par audace, de guérir
ces malheureux. Mais leur traitement fut si mauvais et
si barbare que, on peut le voir encore du reste, sur ceux
qu'ils ont tenté de guérir, ils devinrent plus malades
après qu'avant. A Paris (arrêté du Parlement), où les malades étaient en grand nombre (commencement de 1496),
on commença par enjoindre à tous les étrangers qui en
étaient atteints de vider les lieux et s'en retourner dans
leurs pays, sous peine de la hart. On leur donna, à
chacun, 4 sols parisis ; on prit leurs noms par écrit, et on
leur défendit de rentrer dans la ville jusqu'à entière
guérison. — Il fut enjoint, à ceux qui étaient natifs de
Paris et y avaient maison, de se retirer dans vingt-quatre
heures et de ne plus sortir par la ville, ni jour ni nuit,
sous peine de la hart.—Quant aux pauvres qui, atteints
de cette maladie, n'avaient pas d'asile, on leur enjoignit,
sous peine de la hart, de se retirer à Saint-Germain-des-
Prés, où on les parqua dans une maison et dans des
granges qu'on avait louées à cet effet. — On fit des quêtes
publiques pour nourrir et soigner les malades. — Plus

tard, en 1505, par arrêt du Parlement, on loua une maison entière pour y loger les vérolés.

A Toulouse, en 1528, on leur destina, dans le faubourg Saint-Michel, une maison particulière avec l'église Sainte-Catherine, qui y était attenante. On imagina les remèdes les plus bizarres et souvent les plus funestes. Les empiriques de toutes espèces allaient de villes en villes, promettant la guérison certaine; c'étaient pour la plupart des barbiers, des rebouteurs, des bouffons, des saltimbanques, des batteurs d'or, des tourneurs, des cordonniers; les gens de plus bas étages promettaient au crédule vulgaire la guérison. Ils traitaient les malades par des cataplasmes, des onguents, des anneaux constellés ou des amulettes, dont les écrits des médecins du moyen âge avaient répandu l'usage, même parmi les seigneurs et les princes les plus éclairés.—Le plus souvent on préférait le sceau dit des Gémeaux, celui des Poissons (11) ou ceux du Verseau et du Bélier. Mais ce furent eux qui propagèrent le plus les frictions mercurielles. — La consternation passa du public dans les écrits des poëtes et des prosateurs. Tour à tour Sébastien Brandt, en Allemagne; Fracastor, en Italie; Jean Lemaire et le poëme des sept marchands de Naples en France, retracèrent toutes les phases de la maladie et en firent un hideux tableau. Mais un peu plus tard, quand les accidents furent moins graves et la maladie moins commune, les satiriques et les poëtes macaroniques, en raillant les malades et la maladie, contribuèrent à rassurer les esprits. — Quand on a parcouru, comme nous venons de le faire, les écrits qui furent publiés dans cette période de cinq années, qui termine le xve siècle, quand on considère que des hommes comme Leoniceno, Benedetti, Torella, Montagnana le jeune, Cataneo, versés dans

la connaissance de l'antiquité médicale, ayant acquis par
des voyages, par l'examen d'un grand nombre de malades, une immense expérience, connaissant parfaitement
la lèpre et la majeure partie des affections cutanées,
viennent dire que la syphilis, telle qu'elle se présentait
alors, était une maladie nouvelle, il faut s'en rapporter à
leur sagesse, car il est difficile d'élever des doutes quand
des hommes aussi considérables s'accordent tous à affirmer. Ils savaient observer, n'alléguaient rien à la
légère, et quand ils disent que dans leur longue carrière
il ne leur avait pas été donné d'observer une réunion
pareille d'affections cutanées et de douleurs nocturnes,
on est forcé de les croire. Ce n'est ni l'opinion qui fait
naître la maladie spontanément en Italie, ni celle qui la
fait venir du Nouveau-Monde qu'il faut adopter, mais
bien celle des observateurs contemporains. La syphilis
existait de toute antiquité, mais elle eut, à la fin du
xve siècle, une manifestation spéciale par l'intensité de
ses accidents, par le grand nombre d'individus qui en
furent atteints. Intensité et diffusion que les conditions
climatériques et le grand concours de soldats de toutes
les nations qui se fit en Italie explique facilement, quand
on se rend compte surtout de la dépravation de la société
italienne à cette époque. La syphilis existait antérieurement dans toute l'Europe, mais ce ne fut qu'après qu'elle
eut été bien reconnue en Italie, et que la dissémination
des soldats, qui l'avaient prise dans leur expédition, l'eut
multipliée en France, en Allemagne, en Espagne, qu'elle
fut en réalité découverte dans ces contrées, et qu'on reconnut qu'il y avait eu déjà des affections semblables
avant l'arrivée de ces derniers renforts.

§ VI.

Pour la majeure partie, les premiers médecins qui étudièrent la syphilis la regardèrent comme incurable. Comme les accidents du début étaient peu graves, on négligeait le traitement dès l'abord et, comme les douleurs étaient mobiles et seulement nocturnes, on abandonnait la guérison à la nature. Ceux qui tentèrent un traitement, n'ayant pas été heureux dans leur choix et s'étant attirés des récriminations, ne tardèrent pas à proclamer que cette maladie était irrégulière, ne pouvait pas être placée dans un chapitre régulier et par conséquent était incurable, s'appuyant pour cela sur l'autorité d'Avicenne et aussi sur ces paroles de Galien : « Que guéris-tu, « médecin, si tu ignores la cause de la maladie.... Si tu ne « connais pas la maladie, laisse-la à la nature. »

Heureusement qu'à côté de ces médecins qui désespéraient si vite, il s'en trouvait d'autres qui cherchèrent et finirent par trouver un traitement approprié. Leoniceno qui écrivait un peu après, s'occupa peu du traitement, mais on doit dire qu'il donna de sages conseils. Il engage fortement les médecins à ne pas traiter tous les malades de la maladie française de la même façon, d'approprier les remèdes à la forme de la maladie, au tempérament du malade, et à ne pas employer les onctions mercurielles déjà fort usitées de son temps ; enfin il répudie complétement dans le traitement rationnel les saignées abondantes ; il conseille de pratiquer les onctions sur le corps dès qu'on aura modifié les accidents composés par des remèdes composés.

Il résulte de ces conseils de Leoniceno que, dès l'année 1496, les frictions mercurielles étaient pratiquées sur une large échelle (1). Cela n'a rien d'étonnant si l'on veut se donner la peine de rechercher l'histoire de l'onguent mercuriel si mal nommé napolitain. La première formule de cette onguent appartient aux Arabes, à Mésue l'Ancien (viiie ou ixe siècle). Il donne cet onguent pour le traitement de la gale (2). Voici la formule qu'il indique :

Axonge.	5 onces.
Huile de laurier.	
Vif-argent.	
Cire pure.	ãã 2 onces.
Encens blanc.	
Mastic.	
Sel commun.	7 onces.
Suc de plantain.	ãã q. s.
Suc de fumeterre. . . .	

On place la cire, l'axonge fraîche dépourvue de ses membranes, l'huile de laurier avec les sucs dans un vase étamé, et on chauffe jusqu'à ce que le tout soit fondu ; alors on ajoute le sel en poudre, le mastic et l'encens, on chauffe un peu, puis, le vase étant retiré du feu, on ajoute le vif-argent éteint dans la salive et on mèle longtemps avec la spatule en versant un peu d'huile de laurier. On étendait cet onguent dans la paume de la main, puis on s'en frictionnait tout le corps pendant huit jours. — C'est, avec quelques variantes dans les doses et les substances accessoires, l'onguent qui a servi à tous les Arabes et à tous les Arabistes. La formule que l'on trouve dans l'antidotaire du grec Nicol. Myrepsus diffère notablement de celui-ci ; il avait du reste le même emploi (3). Prends une masse de terre renfermant du plomb (ou une masse de plomb) dont se servent les gastrades (4), broie-la avec un pilon, ajoute un peu d'huile et de vinaigre très-fort, broie le mélange jusqu'à ce qu'il devienne liquide, ajoute vif argent quantité semblable, agite jusqu'à ce que le vif-argent soit dissous. Le même auteur donne un peu plus loin une autre formule d'onguent contre la gale, dans lequel il entrait de la térébenthine, du mercure, 2 jaunes d'œufs, du plomb et de la farine d'orobe. A côté des deux précédents on trouve dans Myrepsus une foule de formules d'onguents contre la gale, les pustules, etc., etc., dans lesquels il entre de la céruse, de la litharge, du plomb brûlé, de la noix de gale, du soufre, de l'alun, etc. Il reproduit aussi la formule de l'onguent mercuriel de Mésue. Au moyen âge, comme nous l'apprend Mathieu Sylvatique (5), le mercure servait en outre à faire des onguents insecticides, mêlé à la graisse de poule et à la céruse, on l'employait pour blanchir la face dans les affections acnéiques. Enfin on s'en servait contre la gale, soit dans les onguents que nous avons cités plus haut, soit dans le suivant :

> Huile de noix chaude mêlée avec du vi-
> naigre.
> Litharge. . . . . ⎫
> Céruse en poudre. . . . ⎭ parties égales.

On faisait chauffer jusqu'à consistance du miel, puis, après refroidissement, on ajoutait le vif-argent.

Le sublimé corrosif, désigné sous le nom d'*argentum sublimatum*, se préparait ainsi : on faisait chauffer ensemble du sel ammoniac et du vif-argent jusqu'à ce qu'il montât une vapeur pellucide, que l'on recueillait quand elle commençait à s'épaissir (6). Reconnu par les Arabes et les Arabistes pour un violent poison et un caustique énergique, ils l'employaient pour remplacer l'action des instruments tranchants, pour ronger les chairs baveuses. G. de Varignana préconise une eau qu'il regardait comme merveilleuse pour détruire les taches de la peau. La préparation de cette eau était trop compliquée pour que je la rapporte ici ; elle était composée de suc de chélidoine, de vinaigre blanc très-fort, dans le mélange desquels on faisait dissoudre une poudre obtenue par la calcination en vase clos d'un mélange par parties égales de sel de nitre, d'alun de roche et de mercure, auxquels on ajoutait pendant l'opération un peu de vinaigre. — Avant d'employer le mercure dans les onguents, on avait soin de le laver avec de la salive humaine ; cela s'appelait éteindre le mercure. On reconnaissait qu'il était bien éteint quand il se mêlait bien aux autres substances.

Au moyen âge, à cette époque où les affections cutanées étaient si répandues, les médecins et les chirurgiens avaient institué pour la lèpre, la gale, l'impétigo, l'assaphati une série de traitements qu'il importe de connaître pour bien se rendre compte de la filiation d'idées qui conduisit les observateurs du xve siècle au traitement appelé plus tard spécifique.

Pour la ladrerie on faisait passer le malade dans une étuve où il était soumis à des fumigations d'herbes, telles que fumeterre, buglosse, bourrache, endive, etc., etc. Puis dans l'étuve, sur sa tête primitivement rasée, on pratiquait des frictions, des lotions qui s'étendaient ensuite à tout le corps ; et cela avec des liquides dans lesquels il entrait avec des plantes adjuvantes multiples, de la staphisaigre, de la moutarde, du poivre long, du soufre, du nitre, de l'aloès, de l'orpiment, le tout en décoction dans de l'eau et du vinaigre. En sortant de l'étuve, on l'oignait avec de l'onguent citrin mêlé avec de l'onguent blanc et autres substances.

On y employait quelquefois aussi les onguents qu suivent, spécialement destinés au traitement de l'impétigo, de l'assaphati et de la gale. Pour ces maladies, comme

pour la précédente, les malades étaient soumis à l'étuve ;
en sortant de celle-ci, on lui donnait de la thériaque, et,
si c'était à la gale humide que l'on avait affaire, d'après
Rhasez et Avicenne on l'oignait avec un onguent mercuriel
dans lequel il entrait de la litharge et de l'huile rosat.
Le malade gardait cet épithème toute la nuit, puis le matin il prenait un bain, et en sortant on le frottait avec du
vinaigre placé sur un tempon de mousse de chêne verte.
On le lavait à l'eau chaude, enfin on le passait à l'eau
froide et on l'oignait d'huile rosat.

Dans la gale sèche, outre les médicaments internes,
qui étaient à peu près les mêmes que dans la précédente,
on enduisait le malade placé dans le bain avec un épithème indiqué par Rhazès, dans lequel il entrait du bo-
rax, du savon, du vinaigre et de l'huile. Cet onguent
avait pour but d'enlever surtout la démangeaison. —
Ensuite on en venait à l'usage des onguents à base de
plomb, et le plus souvent, d'après Galien, on employait
un onguent fait de soufre, d'huile de miel et de térébenthine. Les Arabistes ajoutèrent à ce mélange de l'axonge
et du vif-argent. Pierre de Bonalto (*Petrus de Bonalto*) or-
donnait contre la gale, le phlegme salé et la male-mort,
de oindre les extrémités seulement, à partir du genou et
du coude, avec un onguent (*ung. sarracenicum*) composé :
de suc de chélidoine, de lierre terrestre, 1 livre.

Axonge de porc . . . . . 1 livre.

Le tout fondu sur le feu.

On ajoutait, argent vif. . . 1 once.

L'onction était faite devant le feu ou au soleil, et on
plaçait par-dessus une feuille de petit glouteron. L'onction était répétée jusqu'à ce que les superfluités sor-
tissent par la bouche sous forme de salivation, ou par les
aisselles sous forme de sueur. Quand l'usage de cet

onguent entraînait l'altération des dents et des gencives,
Avicenne le faisait supprimer, ou simplement le faisait
éloigner de l'estomac et des autres organes nobles. Henri
de Mondeville faisait, dans ce cas, laver la bouche avec
une décoction de menthe sauvage, d'aneth et de camomille. — Voilà quel était le traitement des affections qui
se rapprochaient le plus des syphilides qui furent observées à la fin du xve siècle. Il n'y a rien de bien étonnant,
après cela, qu'un bon nombre de médecins aient entrepris leur guérison par les mêmes moyens qu'ils employaient pour guérir les affections qui leur ressemblaient
le plus. Mais le mercure produisait des accidents terribles d'intoxication par l'abus qu'on en faisait ; d'un autre
côté, les rêveries des alchimistes avaient presque déifié
ce métal ; ils lui donnaient une âme raisonnable, et s'é-
criaient dans leur enthousiasme : c'est la plus précieuse
des créatures, il a l'âme, le corps et le souffle, etc., etc
Aussi eut-il ses partisans fougueux et ses détracteurs
acharnés. Les uns l'employaient sans mesure, les autres
le proscrivaient quand même. — Les médecins qui, à la fin
du xve siècle, entreprenaient le traitement de la maladie
française, se classaient de la façon suivante : ceux qui se
servaient des onctions avec l'onguent mercuriel; ceux
qui s'opposaient à l'emploi de ce médicament et prescri-
vaient, dans le traitement des syphilides, d'autres onguents, et souvent des onguents dont la partie active était
le soufre et le *sublimé corrosif*. — Tous s'entendaient
pour le traitement général; les uns cependant préconisaient la saignée, d'autres la repoussaient absolument.
— Le traitement des ulcères était abandonné aux chirurgiens.

Le traitement général avait pour but : 1° d'activer la
coction pour faciliter l'assimilation, car il était admis que

c'était par une coction incomplète que les humeurs s'altéraient ; or, comme les humeurs altérées ne peuvent jamais s'assimiler, tout consistait à les pousser vers la peau, pour les faire sortir sous forme d'éruption, ou à les chasser par des purgations, ou à leur donner issue avec le sang dans la saignée.

Pour arriver à accomplir cette série d'actes, le traitement se divisait en deux parties : 1° l'emploi sagement réglé des six choses *non naturelles* : de l'air, de l'alimentation, du mouvement, du repos, du sommeil, des affections de l'âme ; 2° l'emploi des médicaments, pilules, électuaires, purgatifs, et surtout des sirops légèrement échauffants, qui, d'après la méthode arabe, en épaississant et assimilant, activent singulièrement la coction.

Enfin venaient les indications prophylactiques.

L'emploi du mercure à l'intérieur est bien postérieur ; il se développa concurremment avec celui des bois sudorifiques.

Emploi des six choses non naturelles.

L'emploi des six choses si mal nommées *non naturelles* constituait, en réalité, un traitement hygiénique assez bien réglé, d'après Galien et Avicenne, qui, à part certaines formalités puériles, devait avoir une influence salutaire sur l'état des malades.

L'air. — On tirait les indications concernant l'air et les autres choses non naturelles de la nature de la maladie. Celle-ci était constituée essentiellement par de la bile et de la mélancolie, humeurs crues, non susceptibles de coction, par conséquent ne pouvant s'assimiler. La maladie était froide et sèche si la mélancolie dominait ; chaude et sèche si c'était la bile, enfin froide et humide ou chaude et humide si, par exception, la pituite ou le sang l'emportaient. Or, tout se résumait à combattre les contraires par leurs contraires, et entretenir les semblables par les semblables (Galien). Outre cela, ils se basaient encore sûr le précepte suivant : *entretenir les parties dans leur état naturel par des choses qui soient en rapport avec cet état.* — On interdisait donc au patient le séjour dans un air humide et froid, si la matière était froide, car le froid resserre et empêche la résolution ; dans un air très-chaud, si la matière était chaude, car l'air chaud enflamme et brûle. Dans les cas de douleurs des membres, de douleurs des muscles, l'air froid et humide de la nuit et les rayons de la lune devaient être évités avec soin ; il fallait fuir l'air dans lequel les pustules s'étaient engendrées et multipliées, parce que le changement d un mauvais air dans un bon conduit le plus souvent à la guérison et réciproquement, et que Almanzor a dit que l'on doit fuir celui où se sont engendrés des pestes et des anthrax. Éviter l'air paludéen chargé de miasmes. On doit fuir celui qui est chargé de poussière, car tout air troublé et épais engendre des humeurs qui sont dans le même état. — Tout air fétide, surtout l'été, doit être évité avec soin. — De même il faut éviter le souffle des malades qui ont des ulcérations dans la bouche, parce que la maladie est contagieuse. — Il faut que l'air de la chambre du malade soit tempéré, ni chaud, ni froid, ni humide ; s'il est vicié, il faut y faire des fumigations et suspendre autour du lit du malade des éponges imbibées de substances odoriférantes (aromatiques). — Il évitera avec soin le séjour, le contact avec les infectés, avec tout ce qui aura touché leur corps. — De plus, les habits et les autres objets d'usage ordinaire seront aromatisés. Les substances odoriférantes employées étaient habituellement : les fleurs de nénuphar, les rameaux de peuplier, de vigne, les fleurs de violette, de rose, de citronnier, etc. — Les éponges suspendues autour des lits ou dans l'appartement étaient imbibées de vinaigre, d'eau de rose, couvertes de sandal, de camphre, etc., etc.

Dans la chambre on pratiquait des irrigations d'eau froide mêlée de vinaigre ; voilà pour la saison chaude. Dans la saison froide on employait les substances aromatiques réputées chaudes, comme le romarin, les fleurs de lavande, de sauge, etc., etc. L'infecté devait changer souvent de vêtements et être soumis à des fumées d'encens et de myrrhe ou à celles de trochisque, spécialement préparés.

2° *Du mouvement et du repos.* — Il fallait craindre surtout le repos et le loisir corporel, multipliant les superfluités du corps et les disposant à la malignité et à la putréfaction. Cependant il fallait éviter les exercices violents, l'équitation, la chasse, qui conduisent comme les veilles prolongées à la combustion des humeurs, à la dessiccation et à la résolution des forces. On recommandait un exercice modéré, le matin avant le repas, ou le soir avant le souper, pour exciter la chaleur naturelle, favoriser l'expulsion des superfluités qui sont déposées dans les jointures et le pannicule, l'émission des urines et la défécation. Il faut qu'il soit approprié aux forces de l'individu, pratiqué dans un air tempéré. Tous les genres d'exercices ne conviennent pas aux mêmes hommes, il faut savoir choisir : aux uns c'est la marche, l'ascension d'une colline ; aux autres, le jeu de boule, la navigation de plaisance ; en un mot, le médecin doit s'étudier à les appliquer suivant le goût ou les exigences des personnes. Après le repas, un peu de repos ou une petite promenade. Ces exercices peuvent être remplacés par des frictions sèches. Elles seront pratiquées à jeun, ainsi qu'il suit : chaque jour la tête sera frictionnée avec un linge chaud et rude, ou bien encore, pour activer la chaleur naturelle les mains, les bras, les pieds, seront frappés tour à tour, puis tout le corps sera vigoureusement frappé par les mains. Cet exercice doit avoir lieu pendant deux ou trois heures; après on prendra un peu de repos. A côté de cette pratique vient se placer celle qui consiste à se faire flageller avec des verges enduites de poix; cette flagellation était fort peu du goût des malades, cependant cette pratique, empruntée à Avicenne, avait encore quelques partisans.

3° *Du sommeil.* — On doit garder dans le sommeil et les veilles une grande modération. Les veilles prolongées acidifient les humeurs superflues et les enflamme; un long sommeil à jeun agit de même. Le sommeil de jour doit être proscrit; le plus profitable est celui qui a lieu la digestion achevée. On ne doit s'endormir que deux ou trois heures après le repas ; le sommeil doit durer 7, 8 ou 9 heures.

La tête et la poitrine doivent être bien préservées du froid. On doit se coucher d'abord sur le côté droit pour que les aliments descendent facilement au fond de l'estomac, puis sur le côté gauche pour que la digestion s'achève mieux. Le matin on se recouchera sur le côté droit pour que les aliments soient plus facilement chassés du fond de l'estomac; il ne faut ni se coucher sur le dos ni sur le ventre.

4° *De l'alimentation solide et des boissons.* — Eviter avec soin toute réplétion, sortir de table sur son appétit. Répudier la chair des vieux animaux, les aliments qui en se corrompant deviennent acides, ceux qui sont doux, comme les dattes, ou ceux dans lesquels il entre du miel, les substances acides ou amères ou fortement avancées tels que l'ail, l'oignon, le raifort, la moutarde, le vieux fromage, les épices, les viandes ou les poissons salés ou dans la saumure. S'en tenir à l'usage des choses insapides mais nourrissantes, telles que la viande des jeunes animaux, veau, chapon, etc. etc. Peu de gibier et seulement bien frais, point d'oiseaux aquatiques dont la chair donne un chyle épais et mélancolique. Le pain doit être de froment produit en terre saine et datant d'une année. Prendre du bouillon, spécialement celui de poulet. Se permettre le lait d'amandes frais, les œufs frais. Parmi les condiments, le safran, le macis, le gingembre, le sandal et le vinaigre, en très-petite quantité; comme salades l'asperge, la laitue, la bette, la bourrache, la buglosse, l'endive, les raves bien cuites avec de la viande. Il faut s'abstenir de fruits âcres, acides ou bléchis, comme cerises, raisins verts, nèfles, etc., etc. Rejeter le vin nouveau, celui qui est fortement astringent, le vin qui est très-vieux, parce qu'il engendre des humeurs acides. Se priver de vin très-chargé en couleur, de vin cuit qui détermine des obstructions à l'intérieur. Que le vin soit blanc, âgé d'un an environ, mêlé avec de l'eau qui a bouilli pendant trois ou quatre heures. Que l'eau ne soit ni crue ni de mauvais goût. La boisson doit être prise en mangeant, en petite quantité, pour que les aliments ne flottent point dans l'estomac; on doit s'en abstenir après le repas. On peut boire de l'eau d'orge, de l'eau miellée (le miel étant en petite quantité), de l'eau avec du lait d'amandes ou du julep violat, de l'eau ferrée et, s'il n'y a pas de stipticité du ventre, de l'eau de cannelle.

Des affections de l'âme. — Presque tous les médecins d'alors, se trouvant en présence de malades fortement déprimés par l'isolement dont ils devenaient l'objet, la crainte de rester incurables, agissaient, autant qu'il était en leur pouvoir, pour leur remonter le moral; et Torella, à ce point de vue, doit être cité entre tous. — Il promet une guérison rapide au malade, lui enjoint d'être gai et joyeux, si cela lui est possible; lui ordonne d'éviter la colère, la fureur, la tristesse; de ne point se livrer au coït qui déprime les forces et qui, porté trop loin, conduit à une vieillesse prématurée, et chasse vers la peau les matières corrompues, contribue ainsi à la défédation de la peau, aux altérations de la bouche et des gencives.

Traitement par les médicaments.

On avait trois intentions à remplir dans le traitement par les potions; la première, *évacuer;* la seconde, *résoudre;* la troisième, *consumer* les restes de la matière, s'il en paraissait encore sur la peau. Pour en arriver là, on évacuait d'abord doucement; on agissait ensuite en séparant, en digérant, en consolidant les organes, en évacuant radicalement; enfin attaquant la matière elle-même de la maladie, en faisant des embrocations, en oignant, en frictionnant et en employant autres moyens semblables. — La saignée eut ses partisans et ses détracteurs. Ceux qui la croyaient salutaire prétendaient entraîner les matières peccantes avec l'écoulement du sang, et modifier ainsi le foie et le cœur, qui engendrent ces humeurs.

Les autres, voyant les graves accidents dont elle était la cause, la répudiaient complétement et ne l'admettaient, à la rigueur, qu'au début de la maladie et chez les individus vigoureux et sanguins. Dans la suite, il se fit une sorte de compromis entre les deux partis, et les partisans de ce mode de traitement abandonnèrent les larges saignées. Ils procédaient ainsi : le premier jour, ils faisaient pratiquer une petite saignée et donnaient de bons aliments au malade; le lendemain, nouvelle petite saignée, puis quelques jours de repos, pendant lesquels ils donnaient, pour préparer le sang, un bain chaud, suivi d'exercices du corps, puis un sirop incisif; ils reprenaient ensuite les saignées, dans l'ordre que nous venons d'exposer, et cela durait jusqu'à la guérison du malade.

Le procédé à suivre dans la pratique des saignées ne leur paraissait pas indifférent; les uns saignaient la veine médiane, ou la basilique du côté droit; Cilini saignait la saphène chez les femmes, d'autres employaient les sangsues et les ventouses, appliquées sur les pustules.

Que la saignée du début eût été pratiquée ou non, ils agissaient ensuite de la façon suivante : pour expulser les humeurs bilieuses et mélancoliques, en ayant soin toutefois, dans l'emploi des choses chaudes, de ne pas atteindre un trop grand échauffement, qui augmente l'humeur mélancolique; en employant les choses froides, de ne pas fermer les orifices, et d'empêcher ainsi la matière de se résoudre; on évitait cela en commençant par les médicaments les plus faibles et en s'élevant ensuite jusqu'aux plus énergiques. D'abord, ils digéraient la matière par des sirops appropriés, tels que le sirop violat, celui de chicorée, de fumeterre ou d'épithème, le miel rosat, l'oxymel simple, aromatisés avec un peu de cannelle, de bois de casse ou de safran. — Puis ils disposaient le corps par un laxatif, par un bain de température modérée ou par une pluie d'eau tiède sur le corps. — Au bout d'une demi-heure, le malade étant bien esséché, était reporté dans son lit. — Le corps étant ainsi ramolli, les orifices bien ouverts, ils donnaient enfin un purgatif, soit sous forme d'électuaire, de pilules ou de poudres.

Pour calmer les douleurs ils donnaient l'opium sous différentes formes. Torella faisait appliquer l'emplâtre suivant sur les points douloureux : laudanum, 2 onces et demie, mastic une once ; semences de choux, de raifort, d'amome, de chaque une once et demie ; lie d'huile, q. s. mêlez et faites un emplâtre. Les narcotiques administrés à l'intérieur étaient assujettis à de nombreuses règles : 1° il faut les donner le soir, ils agissent ainsi plus sûrement pour produire le sommeil ; 2° il ne faut pas les donner après avoir mangé, mais quand l'estomac est vide ; 3° il ne faut pas manger après leur ingestion, il faut attendre que leur effet soit terminé. Ce temps est variable avec les divers narcotiques, avec leur qualité, leur quantité ; quelques-uns pensent que ce temps est d'au moins cinq heures, d'autres plus ; 4° on doit les employer rarement ; 5° on doit les donner dans du vin chaud, parce qu'ils agissent plus vite.

On employait comme narcotiques en sirop et en pilules, le mucilage de psyllium, le coriandre récent, la racine de grenadier sauvage, la mandragore, le pavot noir, le pavot blanc, l'opium, la pomme de mandragore, la semence, l'écorce de sa racine, les semences de laitues, la jusquiame rouge ou noire, le solanum, la neige, l'eau froide.

Pour les embrocations sur les membres, on prescrivait un liniment composé d'huile de camomille, d'huile de castoreum bouillies avec du fiel de taureau. Je ne parlerai

pas du traitement par le vin ou le sirop de vipère, il ne
présente aucun intérêt; il n'en est pas de même du traitement par les bains, les onctions, les sudations et les fumigations, employé encore si fréquemment.

Les bains et la station dans l'étuve précédaient les
onctions. On devait tenir compte, dans les bains et dans
les étuves, de trois choses : 1° de l'eau chaude; 2° de la
maison du baigneur; 3° de l'eau qu'elle renferme. Le
bain d'eau simple avait pour but d'humecter, d'amollir
et de nettoyer la peau. — Un long séjour dans le bain
était proscrit parce qu'il débilite les forces, amoindrit la
chaleur naturelle, provoque des nausées et la syncope,
relâche les tissus et favorise l'apport des humeurs vers
les articulations. — En sortant du bain, il fallait se bien
couvrir, garder le lit pendant une heure ou deux, et faire
un léger repas. — Ainsi préparé et avant d'en arriver à
l'onction, les malades devaient, pendant plusieurs jours,
une heure durant, faire des embrocations sur les endroits
malades avec une décoction d'althea, de lis, de graine de
lin, pour faciliter l'action de l'onguent; enfin, il fallait
graduellement augmenter la température du bain. A côté
des bains simples, préparant la peau à recevoir l'onction,
d'autres employaient, comme adjuvant, des bains médi-
camenteux, soit naturels, soit artificiels; ainsi, on trouve
l'indication de bains sulfureux, de bains alumineux, de
bains salés, de bains avec le nitre, les cendres, le gypse,
les sels de fer, les bains de vin vieux, d'huile, etc.

On recommandait les bains naturels, surtout ceux d'A-
bano, essentiellement sulfureux, pour les douleurs, les pustules, les ulcères ambulatifs; ceux de Saint-Pierre (alumineux) pour les ulcères des jambes, de l'anus, du pudendum; pour les pustules croûteuses; ceux du mont Grotta
(calcaires); pour les pustules, l'impétigo, le serpigo, etc.;

ceux de Saint-Barthélemy (sulfureux, contenant du bitume, de l'asphalte) pour les gommes, etc., etc. On prescrivait aux malades de se lever alors avant le soleil, de se promener pour expulser les superfluités, d'entrer ensuite dans le bain et de s'y tenir seulement le temps nécessaire pour ne pas débiliter leurs forces, de se frictionner les membres avec la boue du bain; après s'être lavé, frictionné et esséché, le patient se mettait au lit et se faisait suer; le reste de sa journée était méticuleusement réglé.

Les étuves étaient de plusieurs espèces et variaient suivant les pays (7); quelques particuliers en possédaient pour eux seuls; celles qui étaient publiques étaient surtout fréquentées par les galeux qui venaient s'y faire suer et se faire appliquer des ventouses pour attirer le sang à la peau. Au début, les étuves étaient interdites aux individus atteints de maladie française. Si un étuviste en admettait chez lui, on faisait fermer son étuve. En Italie, dans les grandes villes ou dans les palais des grands seigneurs, il y en avait quelques-unes qui étaient construites sur le modèle des thermes antiques. Chaque étuve comprenait trois parties : l'apodyterium, le laconicum, et le calidarium; au-dessous se trouvait l'hyposcautum, où l'on échauffait l'eau pour les bains, où on la vaporisait pour l'étuve. Il y avait un vestibule, où se promenaient les arrivants, l'air y était tempéré. L'eau employée ne devait être ni crue, ni dure, comme l'eau de puits, parce qu'elle irrite la peau. On ne devait employer que l'eau de fontaine qui coule toujours et qui est claire. Les vases qui servent à l'étuve devaient être d'argile, d'étain ou de bois.

On venait à l'étuve le matin à jeûn, le ventre vide; on ne pouvait y venir après une saignée ou de longues veilles, ou si l'on avait la fièvre. On ne devait pas y manger, ni y boire.

Dans l'apodyterium ou tepidarium l'air était tempéré ; on y déposait ses vêtements, il y avait une échoppe de barbier et une armoire renfermant des eaux odorantes, des huiles et des pommades. Cette pièce communiquait avec le calidarium, où on se baignait, et avec le laconicum ou étuve proprement dite. Ce dernier était une chambre circulaire à plafond concave ; la vapeur qui remplissait cette chambre venait de l'hyposcautum et sortait au milieu du plancher par un orifice de forme variable. Ceux qui voulaient suer se plaçaient tout autour de la pièce, ainsi que ceux qui venaient seulement se faire appliquer des ventouses. Cette dernière pratique était poussée jusqu'à l'abus, et il n'était pas rare de voir des individus, à qui on en avait appliqué une trentaine, tomber en syncope. Les étuvistes tiraient une once de sang par chaque ventouse. — En sortant du laconicum, on rentrait dans le calidarium, où on se plongeait dans un bain d'eau froide, ou tiède ; puis, après s'être bien essuyé, on se mettait au lit.

Il y avait à côté de cela les étuves sèches ; la plus simple était un four d'où on venait de retirer le pain. On employait encore les procédés suivants : le malade était placé nu sur un siége ; à côté de lui sur le sol étaient placés des charbons ardents dans un vase de forme variable, puis le malade était recouvert jusqu'au cou, avec ce qui l'entourait, par des couvertures ; de temps en temps on jetait sur les charbons des poudres diverses, dont la fumée avait, à ce qu'on croyait, des propriétés variables. D'autres fois, c'étaient des gouttes d'eau que l'on faisait tomber sur des plaques métalliques rougies ou sur des tuiles chaudes. Dans quelques cas le malade se tenait au-dessus d'une décoction de plantes et de semences variées, et on plongeait dans celles-ci des pierres de diverse nature, rougies à plusieurs reprises. Les sudations pratiquées pendant plusieurs jours constituaient, avec des onctions avec les onguents où entraient de la térébenthine et du soufre, le traitement primitif de Torella et de plusieurs autres observateurs. Mais en même temps des empiriques et quelques médecins qui rapprochaient la syphilis de la fausse phlegme et de la male-mort, employèrent contre elle les moyens qu'ils trouvèrent indiqués dans les arabistes contre ces affections. Malheureusement dès l'abord ce traitement fut manié sans aucune prudence; il produisit les plus affreux désordres ; la salivation était continuelle, les gencives étaient énormement gonflées, l'haleine fétide, l'amaigrissement se prononçait de plus en plus. Les uns mouraient; ceux qui résistaient étaient en grande partie pris de tremblement mercuriel. Widman et Steber préconisaient le traitement par les frictions mercurielles dès 1497, en Allemagne; Pinctor l'employait à Rome dès avant 1499; Schellig refuse d'en parler, parce qu'il considérait son emploi comme pernicieux ; Torella s'éleva contre ceux qui s'en servaient avec la plus grande énergie. « Ce sont des trompeurs et des sicaires, disait-il, que ces proto-médecins qui ont amassé des monceaux d'or en causant des douleurs sans nombre et la mort de tant d'hommes. » Il y eut entre Pierre Pinctor et lui une discussion des plus vives, et malheureusement les faits qui survinrent semblèrent donner raison à Torella. Ce dernier, qui blâmait si fort l'emploi de l'onguent mercuriel, qui voulait faire punir ceux qui l'ordonnaient, se servait largement du sublimé corrosif. A toutes ces injures, les partisans du mercure répondaient: Torella traite de sicaires ceux qui emploient ce mode de traitement, mais il ne donne aucune bonne raison contre eux. L'art médical existe bien plus par l'expérience que par le raisonnement et, dans cet art, la raison ne suffit pas sans l'expérience, pas plus que cette dernière sans la raison. Il y a eu, dans ces derniers temps, par ces onguents beaucoup de guérisons et, au lieu de les mépriser et de les exclure de la médecine, on doit les placer parmi les choses les plus remarquables de la médecine rationnelle, et je crois qu'ils n'ont pas été mis en usage par un maladroit médecin, mais bien par un homme de génie. — La méthode, employée pour pratiquer les frictions, était habituellement la suivante : 1° d'après le procédé d'Arnauld de Villeneuve le malade, placé entre deux feux, était oint depuis l'humérus jusqu'aux mains et depuis le milieu des cuisses jusqu'aux pieds. Celui qui pratiquait l'onction se chauffait les mains pour faciliter l'imprégnation de l'onguent. On faisait les onctions le matin et le soir avant les repas, et cela jusqu'à ce que les dents devinssent douloureuses; on cessait alors les onctions. On prescrivait au malade de prendre garde au froid, de rester dans les mêmes linges jusqu'à ce que la salivation fût arrêtée. On lui donnait du vin trempé, du bouillon de poulet et de la bouillie, parce qu'il ne pouvait pas mâcher. Si le flux des gencives allait trop loin, on lui faisait tenir dans la bouche des pilules faites avec bol d'Arménie, sangdragon et suc de plantain, et on badigeonnait les gencives avec des collutoires astringents.

Voici la recette des onguents employés par Widman, Steber et Pierre Pinctor :

(Widman   Résine lavée. . . . . 3 onces.
janvier 1497.) Céruse. . . . . 6 scrupules.
          Alun brûlé. . . . .)
          Vif argent éteint. } ãã 2 scrupules.

Litharge. . . . . . .
Encens. . . . . } ãã 1 once.
Huile commune.

(Pinctor.) Cendre de sarment de vigne. . . . . 1/2 livre.
Axonge de porc. . . . . 2 liv. 1/2.
Vif argent éteint avec de la salive d'homme à jeun. . . 3 liv.

Ce dernier onguent déterminait rapidement : 1° l'abaissement de la température, 2° la perte d'appétit, 3° la fétidité de la bouche, 4° l'ébranlement des dents, 5° l'inflammation du pharynx, 6° la constipation, 7° la décoloration de la face. — L'emploi du sublimé corrosif fut préconisé par Torella, sous forme de lotions, suivies de lavages avec l'eau de roses. La même année (1497), C. Cilini prescrivit des frictions après le bain avec l'onguent suivant, deux fois par jour, matin et soir pendant deux jours, et 8 ou 10 jours durant :

Sublimé corrosif. . . . .
Soufre. . . . . } ãã 1 once 1/2.
Tartre. . . . .

Mastic. . . . .
Sarcocolle. . . . .
Oliban. . . . . } ãã 1 once.
Iris. . . . .

Onguent martial. . . . .
Axonge de porc. . . . . . } 2 onces.
Beurre . . . .

Térébenthine lav. avec
vin blanc. . . . . } ãã 1 once 1/2.
Huile de laurier. . . . . . 3 onces.
Cire . . . . q. s.

Enfin, dans le traitement des pustules et des ulcères, il employait, quand la guérison tardait trop, un onguent où le sublimé, le vif-argent, la litharge, le soufre et la céruse entraient en quantité notable.

Les pustules étaient enduites de cet onguent une première fois, puis ensuite graissées un peu plus tard avec du beurre pour faciliter la chute de l'eschare.

Torella conseilla un peu plus tard de badigeonner les pustules avec une plume trempée dans le liquide suivant :

Eau de plantain . . . . . . 1/2 livre.
Sublimé corrosif. . . . . . 1 drachme 1/2.
Alun cru. . . . . 1 once 1/2.

Pulvérisez, mêlez et agitez avant de vous en servir, pour que la poudre soit bien en suspension.

On ignore le nom des promoteurs des fumigations de cinabre; on les trouve mentionnées pour la première fois en 1502 dans le livre de Cataneo. Il assure qu'on les employait déjà depuis longtemps. On mêlait du cinabre et de la fleur de soufre, et la poudre ainsi obtenue était projetée sur des charbons ardents. On y mêlait quelquefois aussi de l'encens, de la myrrhe, de la sandaraque.

Le traitement des ulcères se faisait comme ceux des ulcères en général, suivant quatre intentions : 1° Évacuer ou détourner la matière peccante, cause de l'ulcère ; 2° modifier les causes générales qui la produisent ; 3° corriger et modifier les dispositions et accidents conjoints à l'ulcère ; 4° quand la cause qui empêche la cicatrisation sera enlevée, ramener la guérison de l'ulcère au traitement d'une plaie concave. — Les deux premières intentions étaient remplies par le traitement général. Les ulcères bénins de la couronne du gland étaient traités simplement par un pansement fait avec de la charpie ou de l'eau de plantain ; si l'ulcère ne guérissait pas malgré cela, on pansait avec l'onguent diapompholyx (oxyde de zinc) ; si l'ulcère était un peu atonique, on pansait avec de la charpie imbibée d'une petite quantité du liquide suivant :

Eau de douce amère.
— de Plantain.
Alun de roche.

mais le traitement se compliquait quand on avait affaire à des ulcères virulents ou tendant au phagédénisme : 1° on lavait l'ulcère avec des eaux dans lesquelles entraient un grand nombre de substances. — Pour ceux qui paraissaient les moins malins, c'était avec des décoctions de fleur ou d'écorce de grenadier sauvage, de noix de galle, d'alun de roche.

Les autres étaient modifiés avec des liquides plus énergiques dans lesquels entraient de la litharge, de l'antimoine, de l'airain brûlé (deutoxyde de cuivre), etc., etc., le tout dans du vin; puis, cette ablution terminée, l'ulcère était saupoudré de la poudre suivante :

Cendre de semence d'anis.
Squames de cuivre préparées (oxyde).

et on plaçait par dessus un tampon de charpie imbibé d'eau de rose, et recouvert de la même poudre. Si l'ulcère avait de la tendance au phagédénisme, on cautérisait les bords avec des trochisques où il entrait du sublimé, ou avec le cautère actuel, et on le lavait avec du vin styptique.

Si l'ulcère était profond, on introduisait dans l'ouverture un stylet enduit d'onguent égyptiac, ou enfin, on saupoudrait l'ulcère rebelle avec du précipité préparé ou mêlé à de l'onguent rosat.

Pour les ulcères de la vulve, après avoir ablutionné, on maintenait les parties écartées à l'aide d'une sorte de pessaire enduit de térébenthine mêlée à du miel rosat. Lorsque l'ulcère était en pleine suppuration, on poussait à la détersion en lavant chaque jour avec une décoction de scabieuse ou de tormentille ; on injectait sept ou huit fois par jour de l'eau dans son intérieur s'il était caverneux. Enfin, on poussait à la cicatrisation à l'aide de poudre recouverte d'onguent diapompholyx ou de céruse.

Ecailles de cuivre. . . .
    —   de fer. . . . . .
Pompholyx . . . .
āā parties égales ;
mêlez.

Les autres accidents, tels que les nodosités des membres, les macules qui succédaient aux affections de la peau, surtout celles de la face ; les douleurs nocturnes, la céphalée, les altérations de la paume des mains et de la plante des pieds, étaient traitées par des applications émollientes, par l'application d'emplâtres, par des fomentations, des embrocations de toutes espèces, des er-rhins introduits dans les narines. On recouvrait les tumeurs dures d'une lame de plomb frottée de mercure, etc. — Le mercure ne fut pas donné à l'intérieur avant 1535. And. Mathiole (8) décrivit, cette année-là, des pilules où il entrait du mercure sublimé doux (peut-être du calomel) associé à un grand nombre de substances. Il en donnait cinq dès le premier jour. Le malade restait au lit, était violemment purgé, parfois même éprouvait des vomissements et souvent de la salivation. Mathiole donnait ces pilules comme purgatif et pour déterminer de la salivation, mais il n'en donnait qu'une fois. — Ce traitement fut généralisé et donné comme antisyphilitique par (9) Ant. Chaumète (1560). Le malade prenait une pilule six heures avant le repas, et ainsi pendant trente jours ; il buvait concurremment deux fois la semaine :

Eau de fenouil. . . . . . . 1 once.
Eau-de-vie. . . . . 1|2 once.

Voici la formule des pilules de Chaumète :

Rhubarbe. . . . . 10 onces.
Scammonée . . . . 3 drachmes.

Broyez ensemble et arrosez de suc de citron.

Ajoutez-y vif-argent, 2 onces, ou 6 drachmes, enfermé dans une pièce de drap de façon qu'il ne puisse sortir qu'à fort petits grains. Pilez en arrosant de suc de citron.

Ajoutez 2 drachmes de farine de froment, et musc 1 drachme ; f. s. a. 30 pilules.

Dorez les pilules.

Concurremment avec les pilules mercurielles, se développait le traitement par les bois sudorifiques : le gaïac, la salsepareille et la squine. — Le gaïac surtout joua un grand rôle. Apporté d'Amérique dès le commencement du xvi⁰ siècle, il se propagea rapidement. Nicolas Poll, médecin de Charles-Quint (1517), Léonard Schmai (1518), Ulrich de Hutten (1519), Nicolas Massa (1532), Gonzalès d'Oviedo (1535), etc., etc., le décrivirent et l'expérimentèrent. En 1526, son usage passa en Italie, comme le témoigne Brasavola. En France, il était déjà commun vers 1528, comme l'affirme Jean de Bourdigné.

La squine, introduite par la voie de Constantinople et par les Portugais, comme la salsepareille, fut tour à tour étudiée et préconisée par Nicolas Massa (1532), L. Lobera et André Vésale (1544).

Je n'ai pas parlé du traitement prophylactique, parce qu'il comprend une série d'indications souvent bizarres et toujours inutiles. Je rappellerai seulement que Torella préconisait la succion des plaies,

NOTES

INTRODUCTION.

(1) Liber 2, prædictor.; lib. de affection., et liber de internis affectionib.

(2) Lib. 2, cap. 7.

(3) Lib. 3, caput 49.

(4) Chronicor., lib. 3.

(5) Lib. 3, fen. 15, traité 2, chap. 5.

(6) Geograph. liber 16.

(7) Histoire natur., lib. 25, cap. 3.

(8) De magnis Hippocrati Lienibus, Pliniique stomacace ac sceletyrbe, seu vulgo scorbuto libellus, auctore Balduino Rousseo. Antv. 1564, in-8.

(9) Traité de la médecine, traduction Fouquier et Ratier, pag. 63.

(10) Mémoires du sire de Joinville; Histoire de Saint-Louis; nouvelle collection de Mémoires pour servir à l'Histoire de France, t. I, page 234.

(11) Guerre du Péloponèse, liv. 2, ch. 8.

(12) Guill. Briton. Armoric. Phillipidos, lib. IV, page 174, dans Historiæ Francorum ab anno 900 ad ann. 1285. Francofurti, apud Wecheli heredes, 1596; in-fol. Et Rigordus de gestis Philippi Augusti franc., page 191. In eodem.

(13) Gesta Sancti Ludovici Franc. regis etc. etc., page 468, in Histor. Francor.

(14) Je n'ai pas entrepris de recherches pour la suette miliaire; Gruner et tout récemment M. Darenberg, d'après lui, s'étant efforcés d'établir la perennité de cette maladie.

(15) Liv. de Job., chap. 2, v. 7 à 30.

(16) In adnotationibus in Jobi librum, cap. 2, vers. 7.

(17) Comment. in Jobi, cap. 2.

(18) Commentar. in Jobi, cap. 2, vers. 7 et 8.

(19) Dissertation sur la maladie de Job.

(20) Clio, l. I, pages 23 et seq. Francfort, 1594.

(21) De aere, pag. 293, Francfort, 1624.

(22) N. 56, 61, 77, 80, pages 400 et seq., t. II, ed. Linden. — L. I, VII, IX, pages 240 et seq.

(23) De ulceribus, c. 9, 10, pages 671, seq., — T. II, édit. Lind.

(24) Asiatick. Researches, t. II. — On trouve également des indi-

cations dans la troisième partie de l'Ayur-Véda de Suçruta, — et surtout dans G. Klein : De morbi venerii in Orientali usitata. Hafn., 1795. Il se fonde sur les annales du Malabar.

(25) Pauli Œginetæ, de re medica libri septem Jano Cornario interprete in art. med. princip., lib. III, cap. 59, pag. 478f, 479b, 516a ; lib. IV, cap. 26.

(26) Aur. Cornel. Celsi de re medica libri octo, in art. medic. princ. post Hipp. et Gal., in-fol., 1568 ; H. Estienne, pag. 133, 134 et seq. Lib. V, s. 28, 11, 10, 14. Lib. VI, sect. 18, 12, 3, 4, 5, 6, 7, 8.

(27) Scribonii Largi de compositione medicamentorum liber, pag. 233d, cap. 94. — Dans artis med. princ.

(28) Paul. Œg., liv. IV, c. 22. — Galen. Comment. I, in lib. VI.

(29) AEtii medici Græci. — Tetrabiblos, etc., Ianum Cornarium latinè conscripti, page 11b, 87d, 220a. — 688b, 690b, page 687.

(30) AEtius, page 687d.

(31) Paul d'Égine, lib. VI, cap. 88, page 74.

(32) Celse, lib. VI, sect. XIII.

(33) Aretæi Cappadocis medici de causis et signis morborum, etc. — J. P. Crasso interprete, page 18, c. 5, E.-F., in M. A. P.

(34) Page 702b, 702c.

(35) De medicamentis liber, page 391a, 393a, dans med. art. princ.

(36) AEtius, page 684E, 685, 686 E. — Paul d'Égine, page 581D, 586E, 490C, 574F.

(37) Celse, lib. VI, page 135d, 136.

(38) Synopseos, lib. VII, page 128B, 116C. Et AEtius, page 372h, 373a.

(39) lib. VI, sect. III.

(40) Oct. Horatianus, sive Theod. Priscianus rerum medicarum libri quatuor argent. 1532.

(41) Paul d'Egine, page 835C-H, page 836F-G. AEtius, 689F.

(42) De locis affect., II, cap. 8.

(43) Jo. Gorræi definitionum medicarum, in-fol.; Francfort, 1601, pages 145-466.

(44) Medicus, sive de methodo mededendi libri VI, C. Henr. Mathisio Brugensi interpr., pag. 181e, 311d, 189e, in art. med. pr.

(45) Edit. Saracen. Francf. apud Wechel, 1598, c. 34, p. 24.

(46) Parabiblos, edit. Achermann, norimb. 1788, c. 1, n. 14, p. 6.

(47) Gynœcior. Ed. C. Wolph, Basil. 1566. XIII, p. 130, 178.

(48) Ainsi que le suivant. Loco citato.

(49) De compositione medicamentorum, L. Fuschio, int., p. 772, in Art. m. p.

(50) De medicina precepta, pag. 425a-b., in Art. med. p.

(51) Avenzoar. De rectificatione et facilitatione medicationis et regiminis. Lyon, 1531, in-8. — Theisir, l. II, tract. III, c. 3, fo 79h.

(52) De chirurgia arabice et latine, cura J. Canning. Oxon., 1778,

in-4, t. I, l. ii, sect. 56, page 269. — Liber theoricæ necnon praticæ in prisco arabum medicorum conventu facile principis, etc. Vindel. 1519 ; in-f°, c. 8, f° 81b, tract. xxii, c. 4, f° 92a.

(53) Michel Scotus. De procreatione hominis phisionomia opus ; 1477, in-4, c. 6.

(54) Continens ordinatus et correctus per clarissimum et medic. Doct. magist. Hier. Curian. Venet. 1509, lib. XXXVI, c. 7, p. 507a.

(55) Canon. L. IV, Fen. VII, tract. iii, c. 1, p. 956.

(56) Guillaume Breton, lib. III, Hist. Fr., page 274-292, ect.

(57) Le roman du Renart, publié d'après les manuscrits de la bibl. du roi, par M. D.-M. Méon ; in-12, 1826 ; t. II, p. 363. — *C'est la tranche de Renart, si comme il fu mires.* — Après avoir tâté le pouls de son royal malade, lui avoir palpé le ventre et la poitrine, maître Renard demande à voir l'urine :

> Li orinax fu aportez
> Nobles est en séant levez,
> Si a pissié plus que demi :
> Et dist Renart bien est issi
> Lors le prent et au soleil va,
> L'orinal sus en haut leva ;
> Moult le regarde apertement,
> Torne et retorne moult souvent
> Por véoir s'il se torneroit.
> Les cercles de ses humors voit,
> Bien set (*il sait*), ce dist et si le quide (*croire*).
> Que li Rois a mestier d'aide.

(58) Incipit Cyrurgia Magistri Guilielmi de Saliceto placentini, etc., etc., 1476 ; I, 42, 45, 48.

M· Daremberg a cité le passage d'un manuscrit du ixe siècle où sont mentionnées des pustules qu'on peut rapprocher de la syphilis. (Annales de la syphilis et des maladies de la peau, t. IV, p. 275, cité par Follin).

M. Littré a cité sur le même sujet un manuscrit de Richard Langlais, bibl. impér., 7056. Notes sur la syphlis au xiiie siècle, Gaz. méd., 1846, p. 928.

(59) Cyrurgia Guidonis de Cauliaco et Cyrurgia Bruni. Theodorici, Rolandi, Lanfranci, Rogerii, Bertapaliæ. Venet., 1498. Cap. 10, fol. 163, a tract. III. Doctr. II. C. II, fol. 187 b.

(60) Rosa anglica medicine a capite ad pedes (Papie, 1492, 24 janvier).

Jean Fantonius Birreta impr. in-fol.

De sterilitate, lib. II, c. 17, fol. 107 a.

(61) Histoire de la syphilis dans l'antiquité, par le Dr Julius Rosenbaum, traduit par Jos. Santlus. Bruxelles, N.-J. Gregoir, 1847, in-8°,

(62) Mythologiæ, sive explicationis fabularum, libri X, Francf.,
1588, in-8°, pag. 498 : Histoire empruntée à Perimander, de Sa-
crificiorum ritibus apud varias gentes, lib. II.

(63) Lib. I, ode 37.

(64) Orationes ex recent. J. Jac. Reskii, vol. 2, Lips., 1784.

(65) Historia Lausiaca. Lugd. Bat., ex offic. Lud. Elzev. in-4°,
1616. J. Meursius int., pag. 81.

(66) Historia poetarum et poematum medii aevi, Halæ Magde-
bourg, 1721, in-12. Il renferme 77 auteurs.

Sectio V, liber de virtutibus et laudibus compositorum medica-
minum, p. 525.

(67) Rhythmi contra amorem veneris, p. 1084, 1092 ; et liber
parabolarum, ann. 1294.

A consulter :

Patin Carol. Eques. Paris. primar. professor luem veneream
non esse morbum novum : 1687, Patavii. — W. Becket, an attempt
(essai) to prove the antiquity of the venereal disease long before
the discovery of the westindies in philisophical transactions, vol.
XXX, 17, 18. n° 3‴7, p. 839.

An latter to D᷊ Wagtstaffe concerning the antiquity of the venereal disease, ibid. vol. XXXI, n° 365, p. 47, etc.

Sanchez (Antonio Nunhez Ribeiro). Dissertation sur l'origine de
la maladie vénérienne, pour prouver que le mal n'est pas venu
d'Amérique, mais qu'il a commencé en Europe par une épidémie.
Paris, 1752, in-12.

Haller, Tagebuch, vol. III, p. 351, ouvrage divisé en 7 sections.

Turnbull, Will. An inquirity into the origin and antiquity of the
lues venerea with observations on its introduction and progresse
in the Islands of the south see. Lond., 1786. in-8°.

Sarmiento. M. Antiquitad de las bubas. Madrid, 1788, in-8°.

Bouillon la Grange. Observations sur l'origine de la maladie vénérienne dans les îles de la mer du Sud :

In Recueil périodique de la Société de santé, tome I, 1797,
p. 38-47.

Hecker Henri. A. — Litteratur der Syphilitischen Krankheiten,
de l'année 1794 à 1829 et Leipz., 1830, in-8°, etc., etc.

§ I.

(1) Chirurgia, libri sex, Venet, 1480, in-fol. lib. II, tract. 30, c. 3,
lib. I, tract. XII, c. I.

(2) Pratica quæ alias philonium dicitur : una cum domini Joan-
nis de Tornamira introductorio. Venet., 1502, in-fol. Lib. IV, c. 37,
fol. 119 a.

(3) Pratica major. — Venetiis apud Juntas, 1547, in-fol. Tract. VI,
cap. XX, Rubric. 20, p. 255.

(4) Selectiorum Operum Bartholomaei Montagnanae medicin. professor. in academia Bononiensium in quibus ejusdem consilia, variique tractatus, etc., etc.

Liber unus et alter accurate, etc., etc., a Petro Uffenbachio, etc., etc. Francofurt., 1604, in-fol.

Montagnana n'était pas professeur à Padoue, comme le disent les dict. de Jourdan et de Dezeimieris, mais à Bologne.

(5) Consilia medicinalia contra omnes fere ægritudines a capite usque ad pedes, etc. Francof. 1604, in-fol. Consil. 143.

(6) Consilia medica ad omnes ægritudines correcta et emendata per eximium artium et medicinæ doctorem, magistrum Laurentium de Gozadinis, Med. Bonon. Venet., 1518, apud Hæredes Octav. Scoti, in-fol. Consil. 93.

Je ne parle pas des consultations de Baverio, de Mathieu de Gradi ; elles n'ajoutent aucun fait intéressant.

(10) Abhandlung ueber die venerische, Krankheiten Gœtting, tom. I, 1788; II, 1789, in-8°.

Comme exemple de la fidélité de Girtanner, je citerai la lettre de Pierre Martyre qu'il copie ; elle est, d'après lui, ainsi conçue :

« Ont aussi on cette isle (Hispaniola) une maladie peculiaire,
« grosses pustules, occupant le corps et rongeant les membres, si
« sont trop adonnées à la luxure. Et est cette maladie contagieuse
« aux autres régions par cohabitation et intempérance avec ceux
« ou celles qui en sont touchés. »

Gruner avoue l'avoir cherchée en vain. Moi-même j'ai compulsé avec soin deux exemplaires des lettres de Pierre Martyre, entre autre le magnifique spécimen que possède la Bibliothèque impériale, portant la désignation : in-fol. O, 90, sans la trouver.

De plus, dans aucun endroit de ses lettres écrites en latin et non en vieux français, P. Martyre ne fait allusion à ces pustules. Il n'en parle pas non plus dans son histoire des Indes. Voyez plus loin.

(11) Ouvrage cité plus haut et examen historique sur l apparition de la maladie vénérienne en Europe, Lisbonne, 1774, in-12.

§ II.

(1) De Morbo gallico Tractatus, 2 novembre 1518, dans Aphrodisiacus, De Aloys. Luisinius, tom. I, p. 383, édit. Boerhaave.
Préface, cap. 1, cap. 2.

(2) De morbi gallici Curatione, per administr. ligni Guajaci. Liber unus, dans Aph. L., p. 278.

(3) La Historia general y natural de las Indias occidentales. Madrid, liv. 2, cap. 14. 1535, in-fol. et dans le sommaire, cap. 76.

(4) Réponse à la première question d'Alexandre Fontana. Dans Aph. L.

(5) Contra las Bubas, dédié à Jean III, roi de Portugal. Chap. I.

(6) De morbo gallico, in oper. Venise, 1564, in-fol.

Cette description de la maladie française est une des œuvres posthumes de Fallope : elle fut probablement publiée, d'après ses leçons par Michini de Saint-Archange qui avait recueilli aussi ses leçons anatomiques.

(7) Capricci medicinali di M. Leonardo Fioraventi, 1564.

(8) Sylvæ Sylvarum, sive Historiæ naturalis, centur. I. Artic. 26. F. Bacon de Verulam.

(9) De morbis venereis, libri novem, etc. auctore Johanne Astruc, 2 vol. in-4°. Lutet. 1740, vol. 1, liv. I, cap. IX, X, XI, XII.

La première édition en six livres seulement date de 1736.

(12) Geschite der Lustseuche, die zu Ende des XV Jahrhunderts in Europa ausbrach. Altona. 1783, in-8°.

(13) De morbo venereo analecta quædam e msc. musei Britannici, Lond., Gotting., 1798, p. 6 et 7.

(14) Mémoires de Philippe de Comines, in nouvelle collection des mémoires pour servir à l'histoire de France, depuis le xiiie siècle jusqu'à la fin du xviiie, par Michaud et Poujoulat. Paris, in-4°, 1840, tom. IV, p. 178 à 229.

(15) Histoire de Charles VIII, roi de France, par Guillaume de Jaligny, André de La Vigne et autres, de 1483 à 1498, publiée par Godefroy. Paris, 1684, in-fol.

(16) Il ne faut pas oublier que les habitants du royaume de Naples sont désignés quelquefois par les historiens français sous le nom d'Aragonais parce que leur roi Ferdinand descendait de la maison d'Aragon et ne pas croire comme on l'a fait que l'armée napolitaine renfermât pour cela des Espagnols venus de la province d'Aragon.

(17) Opus epistolarum Petri martyri Anglerii mediol. In-fol. 1530, Lettre 162 à Inacus Mendottus comte Tendilla, datée des ides de juin 1495.

(18) De rebus in Italia gestis libri duo. Dans Corpus historicum medii, ævi, sive scriptores res in orbe universo præcipue in Germania, etc., etc. Jos. Georg. Eccardo, tom. II, p. 1577, Lipsiæ 1723, in-fol.

(19) Ph. de Comines, p. 215.

(20) Voici les noms des médecins et chirurgiens qui composaient le service médical de la maison du roi Charles VIII en 1495 :

Maître Jacque Ponceau, premier médecin, 1200 liv. — Jean de Quercigny, 600 liv. — Théodore de Pavie, 600 liv. — Jean Burgensis, 600 liv. — Gabriel de Buneis, 600 liv.

Jean Michel, le médecin favori du roi, mourut à Quiers des fatigues de la campagne.

Apothicaire :

Antonio Robert 800 liv. — Nicolas Bourgaie (ayde), 180 liv.

Chirurgiens :

Jean d'Orléans. — Estienne Muthé. — Jean Laisné de Sens. — Rémon de Caismon. — Saint-Pic. — Jean Bricet, dit de Paris. — Anthoine de Fleury. — Anthoine Bastien. — Guillaume Lebel. — En tout, 1300 liv.

Extrait de l'état des officiers de la maison de Charles VIII, pour 1495-1496.

(21) Cité plus haut (18). — Bœrner semble ne pas croire que cette relation du siége de Novarre soit de Benedetti; il suffit pour se convaincre de l'erreur de ce biographe de lire l'œuvre de Benedetti. On y voit qu'il s'y met constamment en scène en donnant ses titres, en racontant ses impressions médicales, en rapportant les consultations qu'il rédige et les guérisons qu'il opère.

(22) De re medica opus insigne et candidatis medecinæ apprime utile, etc., etc. De omnium a vertice ad plantam, morborum signis, causis, differentiis, indicationibus et remediis tam simplicibus quam compositi, libri XXX, Basil. 1539, in-4°.

(23) Traité sur le véritable siége de la morve chez les chevaux, Paris, 1749, dans la préface.

(24) Ces observations ont été publiées par G.-J. Welsch dans un recueil intitulé : Sylloge curationum et observationum medicinalium, centuriæ VI, Ulm, 1668, in-4°.

Elles ont été traduites en français par un anonyme et publiées en 1670 à Genève, dans un recueil intitulé *Observations* et *Histoires chirurgiques*, tirées des œuvres latines des plus renommés praticiens, par un Doct. médec., in-4°. Cet ouvrage est attribué à Théophile Bonet; quelques observations manquent. — Obs. IV, XII, XV, XVI, et XXIX, XL, XLI, LIV, LVI, LVII, LVIII.

(25) Mémoires de Guillaume de Villeneuve, dans nouvelles collections de mémoires pour servir à l'histoire de France, p. 384 et suiv., tom. IV.

(26) Registre du conseil, commencé le mois de novembre 1496, finissant au mois d'octobre 1497, coté n° 40, fol. 74, recto, cité par Fontanon, édits et ordonnances des rois de France, titre 28. — Inséré dans l'histoire de la ville de Paris, de Dom Alexis Lobineau, tom. IV, p. 613, inséré tout au long par Astruc dans son traité De Morb. vener., tom. I, p. 109 et suivantes.

(27) Il ne faut pas oublier que l'année commençait alors à Pâques. Elle ne commença le 1er janvier qu'en 1560, et en 1567 pour le parlement.

(28) Pour les lettres, voyez (17).

De Rebus Oceanicis et Orbe nuovo; decades tres, Petri Martyris ab Angleria mediol. Oratoris, etc. Basilæ, 1533, in-fol.; lib. I, cap. I; lib. III, lib. IV, lib. V, lib. VI, lib. VII.

(29) Lettre 147 à Pomponius Letus, datée du 5 décembre 1494. Lettre 153 au même, lettre 157, etc., etc. et dans De Rebus Oceanis, livres III, IV, V.

(30) El Sumario de la medecina; con un tratado sobre las pestiferas bubas — à la fin, Fenesce el Sumario de la medecina hecho por el licenciado Francisco Lopez de Villalobos, etc. — Imprimendo en la Cibdad de Salamanca, a suspensas de Antonio de Barreda etc., 1498; in-fol. car. goth.

Cet exemplaire appartient à la Bibl. impériale.

§ III.

(1) Voyez Eccard, ouvrage cité § II (18), page 2002, 2012, 2013, etc.

J. Burchard, Diarium curiæ Romanæ sub Alexandro VI, dans Eccard Corp. Histor. medii ævi. T. II, page 2017 et seq.

Jean Nauclerus, chronicon 1500. Il a une erreur de date dans Follin citant Cazenave. Traité de path. ext., page 619, t. I ; c'est 1492 au lieu de 1452 qu'il faut lire.

P. Martyre, l. III, page 240. Legat. Babyl.

(2) Infessura. Corp. hist. medii ævi, t. II, page 2016.

Pet. Delphinius, epistol., Venet. 1524, lib. III; epist. 84, datée du 4 janvier 1494, adressée au cardinal Senens, devenu Pie III; et epist. 94, datée du 20 février 1495.

Elias Capreolus. De Rebus Brixan. Lib. LXXII, in Grævii Hist. ital., t. VIII, page 125.

Jean-Bapt. Fulgosus. De dictis factisque memorabilibus lat. fact. a Camillo Gilino, l. I, c. 4, mediol. 1509.

(3) Linturius, appendix ad fascicular. tempor. in Pistorii, scriptor. rerum german. T. II, pag. 106, 108, 110.

(4) Chronic. Archicomit. Oldenburg. in Meibom scriptor. rerum german, t. II, page 188. A J. Sciphover de Meppis.

(5) Dict. grec barbare, et dans Astruc, t. I, lib. 1, c. 3.

(6) De syphilide seu morbo gallico lucubratio. Ex. lib. II, de morbis contagiosis. — Dans De sympathia et antipathia rerum unus ; de contag., etc., libri tres. Venise, 1546, in-4.

(7) Libellus de epidemia quam vulgo morbum gallicum vocant Venetiis, in domo Aldi Manutii mense junio, 1497, in-4. — L'entête du feuillet a III porte : De epidemia quam Itali morbum gallicum, Galli vero neapolitanum vocant Nicolai Leoniceni Vicentini liber. — Scanaroli affirme, en 1498, que c'est le premier livre écrit sur

Cet exemplaire appartient à la Bibliothèque impériale.

Les vers de Sébastien Brandt ont été publiés en 1498; la dissertation de Grunpeck ne peut donc que leur être postérieure; le second traité de Grunpeck, dont je donne plus loin l'indication, date comme on le voit dès la lecture des premières lignes, de mai 1503. C'est donc à tort que l'on rapporte, d'après Astruc, ces productions à l'année 1496.

(21) M. Ricord a reproduit la première partie du frontispice en tête de sa clinique iconographique de l'hôpital des vénériens.

(22) El modo de operare el legno de India occidentale salutifero remedio. Venet., 1529; in-4°, goth.

(23) In Aphrod. L, t. II, p. 958.

(24) De morbo gallico opusculum. Aph. L, t. I, p. 216, date de 1508.

(25) Consilium morbum gallicum, etc., in Aph. L. t. II, p. 1155. Maggi publia ce petit livre l'année 1550, deux ans avant sa mort. On peut le regarder cependant comme contemporain de la grande manifestation du xve siècle, à l'époque de laquelle il avait 19 ans.

(26) Epistola secunda, De gallica scabie. Aph. L, t. I, p. 653-654, tirée de la centurie première. Curationum medicinalium centuriæ VII. Florence, 1551.

(27) Hermodactyle ou éphémère (pour les uns c'est le *colchique*, pour d'autres le lis des vallées). Le turbith végétal était la racine d'une plante que l'on ne connaissait pas.

(28) La poudre de Hiera était composée de santal de cinnamone, d'asarum, de nard, de safran, de mastic, d'aloès succotrin. On la mêlait à une demi-once de trochisques d'agaric pulvérisée. Pilules dérivatives.

Les auteurs du xve siècle dont nous avons cité les ouvrages sur la maladie française seraient extrêmement rares si leurs œuvres n'avaient pas été plusieurs fois réimprimées dans des recueils dont les plus célèbres sont : celui d'Aloysius Luisinius et ceux de Gruner. — Le recueil de Luisini est le sixième (par ordre de date) qui ait été publié sur la maladie française ; il date de Venise, 1566. La meilleure édition est due à Boerhaave, elle est intitulée : *Aphrodisiacus, sive de lue venerea; in duos tomos bipartitus,* etc., etc. Ab excell. Aloysio Luisinio. In-fol. Lugd. Bat., 1728.

Le premier recueil des auteurs sur la maladie vénérienne date de Pavie, 1516. Le premier volume de Luisini et une partie du second renferment la collection des auteurs qui avaient déjà été imprimés, le second renferme quelques écrits inédits, c'est ce qui résulte de la déclaration de l'imprimeur Jordan. Zilettus.

Les deux recueils de Gruner renferment les auteurs qui ne se trouvent pas dans Luisini, sauf Franc. de Villalobos, Simon de Pistor pour une partie, Martin Pollick, Jean de Fogueda, Jacque de Bethencourt, Fr. Delgado, Thomas Philologue. Le premier, qui renferme en outre des recherches nombreuses sur la syphilis dans l'antiquité et au moyen âge, est intitulé : *Aphrodisiacus, sive de lu venerea, in duas partes divisus, etc., etc.*; in-fol. Iena, 1789. Le second est intitulé : *De morbo gallico scriptores medici et historici., etc., etc* Iena, 1793. In-18.

§ V.

(1) De Dolore in pudendagra, dans Aphr. L, t. I, page 494 et suiv.

(2) De pudendagra Tractatus.

(3) De partib. c. h, II, 21. page 1205.

(4) Libellus Josephi Grunbeckii De mentulagra, alias morbo gallico; in-4 sans date. — Fut écrit du 7 au 10 mai 1503.

(5) Pierre Pinctor, dans aphrodis. de Gruner.

(6) Pitton, histoire d'Aix, liv. IV, page 246.

(7) Manuscrit cité par Jacques Echard, dans son Traité des écrivains de l'ordre des Frères Prêcheurs, t. II, p. 335. — A été écrit par Estèves de Mèges; il s'étend depuis 1494 jusqu'en 1558.

(8) De totius Africæ descriptione libri IX, recens in latinam linguam conversi, J. Floriano interprete. Tiguri, 1559; in-8.

(9) De medicina Indorum libri quatuor. Leyde, 1642; in-12, caput 19.

(10) Laurentii Phrisii de morbo gallico opusculum. Bâle, 1532, in-4, in Aph. Luis, t. I, p. 345.

(11) Le sceau dit des gémeaux se faisait ainsi d'après Arnaud de Villeneuve et Bonet de Lates : prenez de l'or très-pur, fondez-le et faites un sceau arrondi. Pendant qu'on le fera, dites: Exurge Domine, sol in facie in precepto quod mandasti, et synagoga populorum circumdabit te, psaume: Domine deus in te speravi. — Ce sceau est bon dans le cancer, les condylomes, le fic, la goutte des mains, les affections des bras, des mains, et beaucoup d'autres. — Pendant que le soleil sera dans les gémeaux, faites sculpter sur une face la figure des gémeaux, à la circonférence Chimel, St-André. Sur l'autre face, à la circonférence : Qui crediderit et baptizatus erit salvus erit; et au milieu : Iother, salus.

§ VI.

(1) On a répété à tort que c'était Bérenger de Carpi qui avait propagé et même inventé les frictions mercurielles. C'est une erreur qui a été accréditée par Fallope. On les employait dans le traitement de la syphilis plus de quinze ans avant qu'il ne fût question de lui.

(2) Opera, in-fol., Venet., 1623, de unguentis liber primus, p. 179.

(3) De compositione medicamentorum opus etc., etc., e græco in latinum converso a Leonharto Fuschhio. — Medicæ artis principes, in-fol. 1567, 2e partie, page 487.

(4) Fuschius pense que cumulum plumbi veut dire masse de terre renfermant du plomb, et renonce à traduire le mot gastrades. — Mais il me semble que le premier veut dire masse de plomb, et le second est peut-être la corruption du mot γατραφετης, qui signifie machine à lancer des projectiles.

(5) Pandectæ medicinæ, opus Pandectorum medicinæ, avec annotations de Simon de Gênes ; in-fol. Lugd., 1541.

(6) Arn. de Villeneuve, G. Fallope, page 346. Math. Sylvatique.

(7) Baccius (Andr.) a réuni, dans le volume suivant, les détails les plus curieux sur les bains dans l'antiquité et au moyen âge. De Thermis, lacubus fluminibus, balneis totius orbis, lib. VII. Venise, 1571 ; in-fol.

(8) Dans Aph. L, t. I, page 266.

(9) Dans Aph. L, t. II, page 355.

TABLE DES MATIÈRES

FIN DE LA TABLE

A. PARENT, imprimeur de la Faculté de Médecine, rue Mr-le-Prince, 31.